ノンメタルクラスプデンチャー
長く使える設計の原則からメインテナンスまで

[著] 谷田部 優　Masaru Yatabe

増補新版

Non-metal Clasp Denture

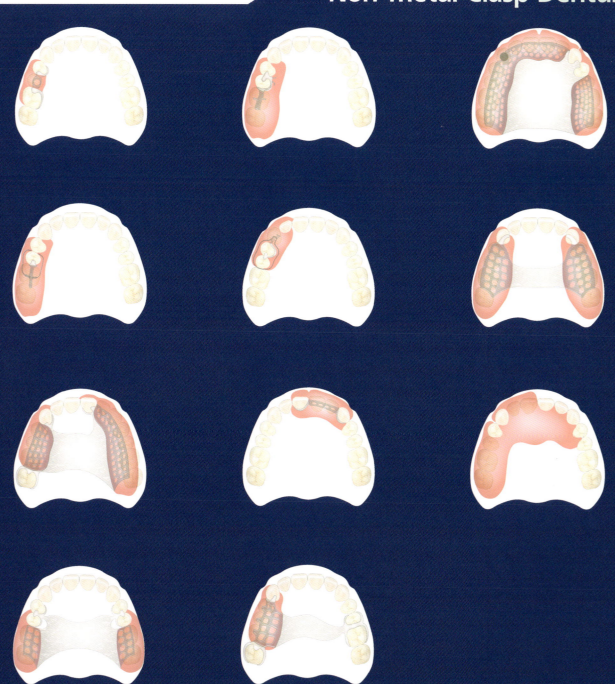

クインテッセンス出版株式会社　2024

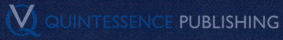

Berlin | Chicago | Tokyo
Barcelona | London | Milan | Paris | Prague | Seoul | Warsaw
Beijing | Istanbul | Sao Paulo | Zagreb

増補新版発行にあたって

2015年に発刊され，5刷まで増刷を重ねた前著『ノンメタルクラスプデンチャー　長く使える設計の原則からメインテナンスまで』が昨年末に売り切れ間近であるとの連絡をいただいた．増刷か加筆修正も考えたが，発刊されて9年が経過し，使用している樹脂も増え，経過症例も増えたことから増補新版を執筆することにした．基本的な設計の考え方は今でも変わっていないが，樹脂の取り扱い方，調整のしかた，修理のしかたなど，経験を積んで初めて得られることも多い．その経験を紙面で伝えようと，あれもこれもと修正，追加した結果，付録を含めて60ページも増えてしまった．

加筆修正した部分は以下のとおりである．数多くある樹脂・材料の特徴と使い分けを示し，**樹脂選択の一助になるようにした**．臨床経験や論文から**新たにわかってきた設計の考え方を追加**した．技工部分に関しては，**金属床義歯の製作過程を追加**した．さらに**設計例と経過症例部分を大幅に増やして**，実際の臨床に役立つようにした．文字では表現しにくい部分に関しては，**動画も利用する**ようにした．さらに，各CHAPTERには，さまざまな講演会でいただく質問をもとにした**Q&Aコーナーを設けた**．また，自分自身も「あったら便利だな」と思う**患者説明用BOOK**を新たに用意した．

ノンメタルクラスプデンチャーは簡単に装着できる義歯であると思われがちであるが，通常のメタルクラスプデンチャーよりもずっと難しい．パーシャルデンチャーの基本的な設計の考え方を理解し，適応症例を考え，適切な前処置，メインテナンスを行ったうえで初めて，長く使えるノンメタルクラスプデンチャーができると考えている．ぜひ，CHAPTER 4から8を熟読していただき，パーシャルデンチャーが好きになり，患者満足度の高いノンメタルクラスプデンチャーを提供していただきたい．

増補新版発刊に際して，前版でお世話になった方々に加え，岡山大学病院講師・兒玉直紀先生，深井・加藤歯科医院・加藤まり先生には，貴重な臨床症例をご提供いただき感謝申し上げます．また，(株)アシストワン・佐藤徹弘氏，池田聡氏，稲田敬司氏，饗庭聡氏には各種症例の製作および技工に関するCHAPTER，調整の解説の執筆に際してご協力いただき感謝申し上げます．(株)シンワ歯研・吉田馨太氏におかれましては，本版においても貴重な技工症例とQ&Aで多大なるご協力をいただき，重ねて感謝申し上げます．(公社)日本補綴歯科学会，各地区歯科医師会，和田精密歯研(株)，(株)三和デンタル，(株)アイキャスト，その他多くの関係各位には，講演の機会を賜り，本書をまとめる貴重な経験をいただくことができました．心より御礼申し上げます．最後になりますが，今回もクインテッセンス出版の板井誠信氏には，私の雑文，ラフ画を丁寧に仕上げていただき，ここに上梓できたことを改めて感謝申し上げます．

2024年9月
谷田部　優

本書のはじめに

義歯装着者の割合は少なくなっている．とはいえ，2011年（平成23年）の歯科疾患実態調査によると，70歳以上で4割以上の方がパーシャルデンチャー（部分床義歯）装着者である．高齢者の社会活動も活発になっているなか，パーシャルデンチャーにも，審美性，感覚への配慮，歯を削らない，といった患者からの声に耳を傾ける必要性が高まってきている．

そのような要望に応えるように，近年「ノンクラスプデンチャー」とよばれる義歯が一般臨床の場で使用される機会が増えている．この義歯は，欧米では「フレキシブルデンチャー」，あるいは「ナイロンデンチャー」とよばれており，50年以上前から使われていた義歯である．

ところがこのような義歯は安易に装着できるため，パーシャルデンチャーの設計原則からかけ離れた設計も散見され，痛い・噛めない・壊れたなど，問題があるものも少なくない．このようなパーシャルデンチャーは取り扱いを誤ると残存歯の寿命を短くしたり，快適な社会生活を阻んだりする危険性もはらんでいる．この義歯は，臨床先行の義歯であり，補綴学的な立場で呈示された設計指針，適応症例の選択基準が示されていないことが，これらの問題の原因の1つであることはまちがいない．

日本補綴歯科学会が2013年に学会見解として，これらの義歯を「ノンメタルクラスプデンチャー」と呼称し，ポジションペーパーを発表した．これを受けて，今回クインテッセンス出版から臨床家にわかりやすく解説した本を出してほしいとの話があった．

材料がつぎつぎに販売されて，予後も不確実ななかで，ノンメタルクラスプデンチャーに関する本を執筆することは躊躇するところでもあるが，すでに臨床では多くの歯科医師が使用しており，数多くの技工所が取り扱っていることも事実である．いろいろな場所でノンメタルクラスプデンチャーに関する話をする機会があるが，関心が高い話題であることはまちがいない．ほとんど前処置をしないでも装着できる義歯であるために，安易に選択されることによって，大切な歯を失ったり，顎堤を不用

意に吸収させてしまったりする危険がある．

まだ1冊の本としてまとめるには不十分なところも多いが，現状を見た限りでは**パーシャルデンチャーの基本的事項をおさえることがもっとも大切**と考えている．そのうえで，パーシャルデンチャーの1つの選択肢として「ノンメタルクラスプデンチャー」を選択していただきたいとの思いで私の考え方をまとめることにした．

本書は2つの目的で企画構成を行った．1つは「**わかるようになる**」，もう1つは「**できるようになる**」である．樹脂材料・適応症・製作の流れを通して，ノンメタルクラスプデンチャーを理解していただくこと，そして，設計・製作の要点や，装着後の調整，メインテナンスを通して，歯科医師と歯科技工士が共通理解の元で，より満足度の高いノンメタルクラスプデンチャーが製作されることを願っている．

鶴見大学歯学部・大久保力廣教授，東京医科歯科大学大学院医歯学総合研究科・笛木賢治准教授，日本歯科大学新潟生命歯学部・永田和裕准教授には，学術面・臨床面で多大なるご指導ならびにご示唆をいただきました．この場をお借りして厚く御礼申し上げます．

また，材料に関する貴重な資料を快くご呈示下さった（株）アイキャスト・明田喜仁氏，村上由利子氏，デンケン・ハイデンタル（株）・東田勝氏，東伸洋行（株）・馬場勝也氏，技工に関して有益なご示唆をいただいたDCLタニモト・谷本英延氏，ニューズクラフト・吉田新氏，日本タイコニウム・松橋英司氏，（株）シンワ歯研・吉田馨太氏，デンチャーワークス・中村恵章氏には深く感謝申し上げます．おわりに，クインテッセンス出版・板井誠信氏には，本書の製作にあたり企画・構成から発刊にいたるまで的確なアドバイスをいただき，ここに上梓することができたこと，心より御礼申し上げます．

2015年3月

谷田部　優

CONTENTS

増補新版発行にあたって ii

本書のはじめに iii

本書を読み進めやすくするための用語・同義語の整理 viii

PART 1 ノンメタルクラスプデンチャーのベーシック

CHAPTER 1 ノンメタルクラスプデンチャーとは？ 002

1-1 「ノンメタルクラスプデンチャー」の定義とは？ 002

1-2 臨床で使っているノンメタルクラスプデンチャーの樹脂名はわかるか？ 004

1-3 ノンメタルクラスプデンチャーの利点 004

1-4 ノンメタルクラスプデンチャーの欠点 006

1-5 臨床でみられる問題 006

質問01 **名称の経緯** なぜ「ノンメタルクラスプデンチャー」という名前になったのですか？ 011

CHAPTER 2 ノンメタルクラスプデンチャーの 樹脂の種類 012

2-1 ノンメタルクラスプデンチャーの樹脂選択の基準は？ 013

2-2 ノンメタルクラスプデンチャー用樹脂の特徴 016

質問02 **樹脂の選び方** 樹脂の選択はどのようにしていますか？ 020

質問03 **非適応症** 今まで入っていたメタルフリーのノンメタルクラスプデンチャーと同じものを作り直したいといわれましたが，メタルフリーの適応ではない場合どうしたらよいですか？ 021

CHAPTER 3 ノンメタルクラスプデンチャーの適応 022

3-1 剛性のあるノンメタルクラスプデンチャーの適応症，剛性のないノンメタルクラスプデンチャーの適応症 024

3-2 剛性のあるノンメタルクラスプデンチャーの適応症，非適応症 024

3-3 樹脂のみで剛性のないノンメタルクラスプデンチャーの適応症，非適応症 028

質問04 **患者への薦め方** ノンメタルクラスプデンチャーをどのように勧めたらよいでしょうか？ 032

PART 2　ノンメタルクラスプデンチャーの製作テクニック

CHAPTER 4　ノンメタルクラスプデンチャーの設計①
義歯設計の考え方　034

4-1　設計のコンセプト①　義歯の動揺の抑制（動かない）　034

4-2　設計のコンセプト②　予防歯学的配慮（汚さない）　038

4-3　設計のコンセプト③　破損の防止（壊れない）　039

4-4　設計のコンセプト④　感覚・心理への配慮（気にならない）　040

質問05　**レストの設計**　パーシャルデンチャーを設計する場合，レストがいちばん大切ではないですか？　044

CHAPTER 5　ノンメタルクラスプデンチャーの設計②
義歯が動かないようにするために　045

5-1　義歯が動かないようにするための指針①　回転・移動を抑える　046

5-2　義歯が動かないようにするための指針②　沈下を抑える　047

5-3　義歯が動かないようにするための指針③　離脱に抵抗する　050

質問06　**片側設計**　レジンクラスプを使う限り，片側遊離端義歯を片側で設計するのは無理ではないですか？　059

CHAPTER 6　ノンメタルクラスプデンチャーの設計③
支台歯・残存歯を歯周疾患やう蝕から守る　060

6-1　歯頸部歯肉部とレジンクラスプ　061

6-2　歯周疾患やう蝕から守る策　062

質問07　**歯頸部歯肉**　歯頸部歯肉をレジンアームが覆うことは，パーシャルデンチャーの設計原則から外れていませんか？　066

CHAPTER 7　ノンメタルクラスプデンチャーの設計④
レジンクラスプの破損・変形を抑える　067

7-1　破損・変形を抑えるためのテクニック　068

質問08　**レジンアームと負担**　金属を併用するよりもメタルフリーにしたほうが，レジンアームに負担がかからないのではないですか？　074

CHAPTER 8　ノンメタルクラスプデンチャーの設計⑤
自然感の欠如・感覚の不良を抑える　075

8-1　自然感への対応　076

8-2　違和感，発音への対応　080

質問09　**自然さのポイント**　自然に仕上げるためのコツを教えてください　082

目次

CHAPTER 9　ノンメタルクラスプデンチャーの技工のフロー 083

9-1 基本的な技工のフロー 084

9-2 金属床症例の技工のフロー 090

質問10 **クラスプの維持力** クラスプの維持力をどの程度で納品したらよいのかわかりません 096

CHAPTER 10　ノンメタルクラスプデンチャーの設計例 098

10-1 case 1　下顎小臼歯1歯中間義歯症例 100

10-2 case 2　下顎小臼歯1歯中間義歯症例 102

10-3 case 3　上顎小臼歯1歯中間義歯症例 104

10-4 case 4　上顎犬歯1歯中間義歯症例 106

10-5 case 5　上顎前歯2歯中間義歯症例 108

10-6 case 6　下顎臼歯2歯中間義歯症例 111

10-7 case 7　上顎臼歯3歯中間義歯症例 113

10-8 case 8　下顎両側臼歯中間義歯症例 115

10-9 case 9　上顎臼歯片側遊離端義歯症例(片側設計)① 117

10-10 case 10　上顎臼歯片側遊離端義歯症例(片側設計)② 119

10-11 case 11　下顎臼歯片側遊離端義歯症例(片側設計)③ 121

10-12 case 12　下顎臼歯片側遊離端義歯症例(両側設計) 123

10-13 case 13　上顎前歯臼歯複合義歯症例 125

10-14 case 14　下顎臼歯複合義歯症例(間接支台装置のブリッジ) 127

10-15 case 15　下顎臼歯複合義歯症例(根面キャップ) 129

10-16 case 16　上顎臼歯両側遊離端義歯症例 131

10-17 case 17　上顎前歯臼歯複合義歯症例(少数歯残存症例) 133

10-18 case 18　上下顎臼歯遊離端義歯症例 135

10-19 case 19　上顎前歯臼歯複合義歯症例,下顎前歯臼歯中間義歯症例 139

質問11 **初心者向けの症例** ノンメタルクラスプデンチャーを初めて製作する場合,どのような症例がよいですか? 142

質問12 **IARPD・アタッチメント** インプラントオーバーデンチャーや根面アタッチメントの併用はできますか? 143

PART 3　ノンメタルクラスプデンチャーの継続的な使用

CHAPTER 11　ノンメタルクラスプデンチャーの装着と指導　146

11-1　模型上での確認　146

11-2　母模型の保存　148

11-3　挿入時にきつい場合の調整　148

11-4　維持力が強すぎる場合の調整　149

11-5　維持力が弱すぎる場合の調整　150

11-6　咬合調整の注意点　151

11-7　義歯の清掃の指導　151

質問13　**レジンクラスプの調整と，指導**　レジンクラスプの調整と，指導の仕方がよくわからないのですが？　153

CHAPTER 12　ノンメタルクラスプデンチャーのメインテナンス　154

12-1　残存歯の確認　155

12-2　歯頸部歯肉の確認　156

12-3　リライン（リライニング）　157

12-4　研磨面の劣化への対応　157

12-5　維持力低下への対応　159

12-6　レスト破折への対応　161

12-7　レジンクラスプの破折への対応　162

質問14　**予後**　ノンメタルクラスプデンチャーはどのくらいもつのかと聞かれたら？　168

CHAPTER 13　症例の経過観察　169

13-1　case 1　下顎2歯中間義歯症例　169

13-2　case 2　下顎片側遊離端義歯症例　172

13-3　case 3　上顎両側遊離端義歯症例　174

13-4　case 4　下顎両側遊離端義歯症例　178

13-5　case 5　上下顎両側遊離端義歯症例　181

APPENDIX ノンメタルクラスプデンチャーの設計から装着までのチェック項目　186

INDEX　187

著者略歴　189

本書を読み進めやすくするための用語・同義語の整理

ブレーシングアーム
リテンションアーム

ブレーシングアーム(bracing arm＝把持腕，拮抗腕)とは，リテンションアーム(retention arm＝維持腕)に対抗して，支台歯に加わる側方力を軽減する役目をもつ鉤腕を指す(**図1**)．ブレーシングアームは，サベイラインの上方にあり，リテンションアームの維持力を適切に発揮させるとともに，義歯の着脱時あるいは機能時に，支台歯に加わる側方力を相殺するはたらきをもつ．

支台歯
直接支台装置，間接支台装置

支台歯(abutment tooth＝維持歯，鉤歯)とは，補綴装置を維持(保持)・支持・把持する歯を指す(**図2**)．従来は維持歯あるいは鉤歯と称していたが，維持のはたらきばかりではないため，最近は支台歯と呼称されている．支台歯には，欠損部に隣接して義歯床の動きを直接抑える**直接支台装置**(direct retainer＝直接維持装置)や，欠損部から離れて義歯床の回転を抑える**間接支台装置**(indirect retainer＝間接維持装置)が設定される．

ガイドプレーン
隣接面板

ガイドプレーン(guiding plane＝誘導面)とは，支台歯の側面に義歯の着脱方向と平行に形成された平面を指す(**図3**)．**隣接面板**(proximal plate＝プロキシマルプレート)や**小連結子**(minor connector＝マイナーコネクタ)と，支台歯に形成されたガイドプレーンが適合することによって，義歯の着脱方向の規制と，義歯の動きを抑えるはたらきをもつ．

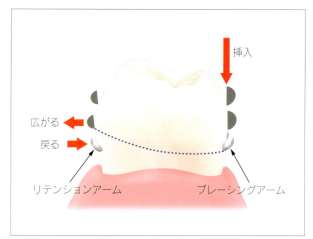

図1 ブレーシングアームとリテンションアーム．

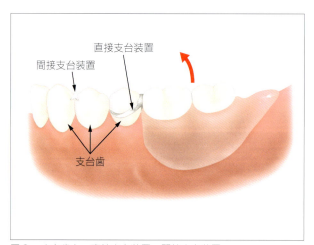

図2 支台歯と，直接支台装置，間接支台装置．

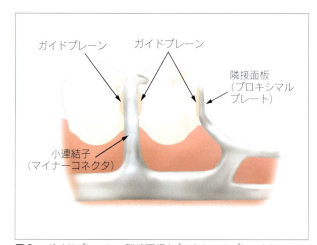

図3 ガイドプレーン，隣接面板(プロキシマルプレート)．

PART 1

ノンメタルクラスプ
デンチャーの
ベーシック

PART 1 ノンメタルクラスプデンチャーのベーシック

CHAPTER 1
ノンメタルクラスプデンチャーとは？

　高齢化が進むにつれて義歯の需要はますます増える傾向がある．近年は義歯への期待度が高くなっていることも事実である．そのなかでも，パーシャルデンチャーのメタルクラスプは，とくにその治療への満足度を下げるものの1つである．入れ歯を入れていると気づかれないという理由で，熱可塑性の樹脂を維持装置とした義歯「ノンメタルクラスプデンチャー」は，急速に需要を拡大してきた．このCHAPTERでは，このような「ノンメタルクラスプデンチャー」の歴史・定義・利点・欠点などについて整理する．

introduction & abstract

　1956年に米国のバルプラスト社はスーパーポリアミドというナイロンの一種を義歯の材料としてバルプラストを開発した．その後も，フレキサイト，ルシトーンFRS などの義歯床用の熱可塑性ポリアミド樹脂が開発された．義歯の床と維持部を一体化した構造をもつ特殊な義歯は，一般的にナイロンデンチャーやフレキシブルデンチャーとよばれて欧米で普及してきた．これらの義歯は，柔らかく弾力性があるため，薄くても折れず，メタルクラスプがないため，審美的にもすぐれた特徴をもっている．日本では2000年頃からこれらの樹脂を個人輸入して患者に提供している歯科医師・歯科技工所が増えてきた．その一方で，国内の薬事認可を得ていない樹脂ではなく，すでに国内で認可が得られていたポリカーボネート系樹脂も，メタルクラスプがない義歯に提供されてきた．同時に，レストや連結子などで金属を併用する設計もみられ，熱可塑性樹脂を用いたこのような柔軟性のある日本独自の義歯設計がみられるようになってきた．

　2008年にポリアミド系樹脂が厚生労働省の薬事認可を

得てから，数多くの樹脂が市場に供給され，日本国内では「ノンクラスプデンチャー」という用語が一般名として広く使われるようになった．しかし，それぞれの歯科技工所が独自に選択した樹脂や設計で歯科医師に供給してきた結果，樹脂材料は同じでも歯科技工所独自に義歯の名称を付けていて混乱が起きているのが実情である．

　同時に，義歯が動く，痛くて噛めない，支台がぐらつくなどさまざまな問題点もみられるようになった．そのため2013年に，日本補綴歯科学会では，「熱可塑性樹脂を用いた部分床義歯（ノンメタルクラスプデンチャー）の臨床応用」と題するポジションペーパー[1~3]を発表し，義歯の定義と種類，適応などについて整理し，学会見解を示した．2015年には，このポジションペーパーを基に適正な使用について解説書を上梓した[4]．ポジションペーパーが出版されて10年以上経過し，ノンメタルクラスプデンチャーに関するさまざまな研究がなされ，材料も淘汰され，臨床での使い方もわかってきた．この改訂版では，樹脂や適応症例の選択から設計，メインテナンスに至るまで，現在の考え方を解説するものである．

1-1 「ノンメタルクラスプデンチャー」の定義とは？

維持部に義歯床用の樹脂

　日本では「ノンクラスプデンチャー」が一般名として広く知れわたっている．米国補綴用語集（GPT2023）[5]によ

CHAPTER 1 ノンメタルクラスプデンチャーとは？

ると，クラスプとは可撤性義歯の維持・安定のために使用される維持腕や拮抗腕を指し，そこで使われる材料については言及していない．したがって，ノンクラスプデンチャーは用語として不適切であるとして，日本補綴歯科学会では「ノンメタルクラスプデンチャー」「non-metal clasp denture」と呼称することとし，**「義歯の維持部を義歯床用の樹脂を用いて製作したパーシャルデンチャーの総称」**と定義した[1〜3]．すなわち，維持部に義歯床用の樹脂を用いたパーシャルデンチャーであれば，金属構造物を用いたものも含めており，従来の金属を使用しないフレキシブルデンチャーもそのなかに含むことになる（**図1**）．

維持装置はレジンクラスプ，鉤腕はレジンアーム

ノンメタルクラスプデンチャーの維持装置は「アーム」「フィンガー」「ウイング」などとよばれているが，日本補綴歯科学会では**「レジンクラスプ」と呼称する**ことを推奨している[1〜3]．

ただし，メタルクラスプでも鉤腕の部分のみを指す場合はクラスプアームというように，レジンクラスプでも**鉤腕の部分のみを指す言葉としてレジンアーム**という言

ノンメタルクラスプデンチャーの定義とは？

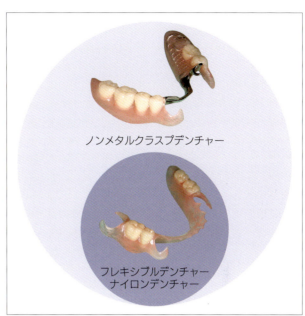

図1 義歯の維持部を義歯床用の樹脂を用いて製作したパーシャルデンチャーの総称をノンメタルクラスプデンチャーという．

葉を使用したほうが都合がよい場合もある．本書ではクラスプ全体の総称として「レジンクラスプ」，維持腕のみを指す場合は「レジンアーム」を使うことにした（**図2**）．

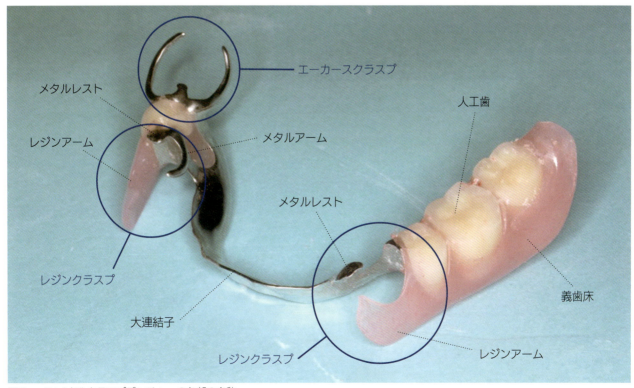

図2 ノンメタルクラスプデンチャーの各部の名称．

003

PART 1　ノンメタルクラスプデンチャーのベーシック

1-2　臨床で使っているノンメタルクラスプデンチャーの樹脂名はわかるか？

　ノンメタルクラスプデンチャーの呼称は，一般名・義歯名・樹脂名が混同されている．スマイルデンチャー，スマートデンチャー，ナチュラルデンチャー，エステティックデンチャーなどは，技工所などが義歯につけた独自の義歯名である．また，バルプラスト，バイオ・トーン，アルティメット，エステショットブライト，デュラフレックスなどは樹脂名である．

　本来は義歯の名前ではなく，どのような樹脂を使用しているか，その特徴を知って臨床に使用すべきであるが，残念ながら樹脂の特性が公開されていないものもある．ノンメタルクラスプデンチャーを製作するにあたっては，**使用している樹脂が何かを知って，その材料の特性を理解したい**（**表1**）．＊CHAPTER 2 で詳説

表1　ノンメタルクラスプデンチャーの名称の整理．義歯名称と樹脂名称は対応していないので注意．

一般名称	ノンメタルクラスプデンチャー ノンクラスプデンチャー ナイロンデンチャー フレキシブルデンチャー エステティックデンチャー ソフトデンチャー　など
義歯名称 （取扱技工所）	スマートデンチャー（和田精密歯研） スマイルデンチャー（三和デンタル） ナチュラルデンチャー（プライムデンタル） AI デンチャー（K dental） シルキーデンチャー（ベルザ） ドリームデンチャー（スワデンタル） カルデント（ユニフィット西日本）　など
樹脂名称 （取扱会社）	バルプラスト（ユニバル） バイオ・トーン（デンケン・ハイデンタル） ベルテックスサーモセンス（デンタリード） アルティメット（アルティメディカル） エステショットブライト（アイキャスト） ジェットカーボ-S（デンケン・ハイデンタル） デュラフレックス（フォレスト・ワン）など

1-3　ノンメタルクラスプデンチャーの利点

　ノンメタルクラスプデンチャー用の樹脂には，一般的なポリメチルメタクリレート（PMMA）レジンとは異なるいくつかの特徴がそれぞれにある（**表2**）．すべての樹脂がこれらの特徴を兼ね備えているわけではないが，ノンメタルクラスプデンチャーはこれらの樹脂の特性を利用した義歯であり，従来の義歯と比べると以下①～⑥のような利点がある（**表3**）．

表2　ノンメタルクラスプデンチャー用樹脂の特徴．

①弾力性のある熱可塑性樹脂である
②破折しにくい
③軽い
④残留モノマーが少ない
⑤吸水性が低い

表3　ノンメタルクラスプデンチャーの利点．

①義歯を入れていると気づかれにくい
②装着感がよい
③食渣が詰まりにくい
④歯を大きく削らない
⑤金属アレルギーにも対応できる
⑥臭いがつきにくい

①義歯を入れていると気づかれにくい

前歯部などの審美領域にメタルクラスプが走行する場合，とくに，クラスプの肩部は口唇に隠れにくく目立ちやすい．レジンアームは歯冠の歯頚部歯面と歯頚部辺縁歯肉を走行し，歯肉と同系色あるいは透明色であり，義歯を入れていると気づかれにくい（**図3**）．

②装着感がよい

ノンメタルクラスプデンチャーで使用される熱可塑性樹脂は破折しにくい特徴があるため，義歯の構成要素を薄くすることができる．また，樹脂によっては比重が小さく，水に浮くものもあり，軽くて入れ歯を入れていると感じないという利点もある．

つまり，装着感がよく，異物感が少ない．一方で，薄くすることは剛性が低くなることであり，機能との関係に注意を払わなければならない．

③食渣が詰まりにくい

維持部が義歯床と一体化して歯を取り囲むため，食渣が残存歯と義歯のすき間に入りにくいという利点がある．

④歯を大きく削らない

レジンクラスプの樹脂はPMMAレジンよりも破折しにくいため，リカントゥアリング（歯冠形態修正）（→P58参照）をほとんど行わなくてもレジンクラスプが装着できる．ただし，これは使用する樹脂の特性により大きく変わる．

バルプラストのように剛性の低い樹脂はほとんど歯冠形態を修正しないでも装着可能な場合が多いが，エステショットブライトやジェットカーボのように剛性の高い樹脂は歯冠形態によっては修正が必要である．

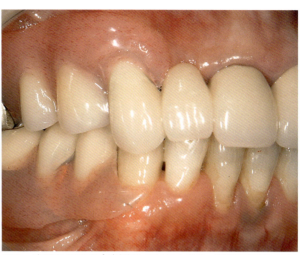

図3 金属のクラスプが走行しないことから，義歯を装着していると気づかれにくい．

⑤金属アレルギーにも対応できる

ノンメタルクラスプデンチャーの樹脂の弾力性を利用して，金属を使用しないでも義歯の維持力が得られる．したがって，金属アレルギーにも対応可能である．

しかし，残存歯や顎堤の保全を考えると，義歯の構成要素に本来は剛性が高いレストや大連結子が必要であるため，適応は慎重でなければならない．

強度が必要な部位にはナノジルコニアや高強度プラスチックの応用も期待される[6]．

⑥臭いがつきにくい

ノンメタルクラスプデンチャー用樹脂は，PMMAレジンよりも吸水性が低いものが多い．そのため，汚染されにくく，臭いが付きにくいとされている．ただし，デンチャープラークの付着は吸水性だけの問題だけではなく，表面性状も関係しているので注意する．

PART 1　ノンメタルクラスプデンチャーのベーシック

1-4　ノンメタルクラスプデンチャーの欠点

前述したノンメタルクラスプデンチャーの特徴は，同時に従来の義歯と比べると以下のような欠点にもなりうる（**表4**）．

①辺縁歯肉の自浄性に劣る

レジンアームは歯頚部を覆っているため，自浄作用がはたらきにくく，歯周疾患やう蝕のリスクが高くなるとされている[1]．また，義歯の沈下によって歯頚部の辺縁歯肉を圧迫するため，辺縁歯肉に炎症を引き起こす可能性もある．

②材料の耐久性が低い

維持装置が樹脂であるため，金属よりも弾性限界が低く，維持力が低下したり，破折・変形が起こるリスクは高い．

使用する樹脂にもよるが，PMMA レジンと比較すると傷はつきやすく，食物による接触が起こる舌側や口蓋側前方部では比較的早期に光沢がなくなりやすい（→ P157参照）．また，樹脂によっては破折しやすいものもある．長期の使用によって脱色や変色を認める樹脂もあるが，

表4　ノンメタルクラスプデンチャーの欠点．

①辺縁歯肉の自浄性に劣る
②材料の耐久性が低い
③剛性が低い

義歯のメインテナンスの仕方でも変わる（→ P154参照）．

③剛性が低い

直接支台装置に求められる条件は，支持・把持・維持である．支持は（金属）レストを付与することで解決する．

しかしレジンクラスプの把持効果は弱く，義歯の横揺れを抑えることができない．残存歯の分布によっては把持が得られず，義歯の安定を得ることができない場合がある（→ P46参照）．

1-5　臨床でみられる問題

すべてのノンメタルクラスプデンチャーに当てはまるものではないが，他の義歯と比べて，樹脂の選択，症例の選択，設計，技工操作を誤ると，以下のような問題が起こる可能性がある．

①目立つ

本来，外観に触れやすい部分に金属のクラスプが目立たないようにするために使用されるレジンクラスプであるが，歯頚部歯面を大きく覆ってしまうと，かえって義歯を装着していると気づかれてしまうことになる（**図4**）．

また，歯肉色と大きく異なったり，レジンアームの幅や厚さが大きい場合も目立ちやすい．

適応症例の選択（→ P22参照），樹脂の選択（→ P13参照），レジンアームの走行（→ P75参照）に注意する．

②異物感

レジンアームの支台歯の歯頚部直下の歯槽堤が大きく張り出している場合は，レジンアームがさらに張り出すことになり，異物感を感じることがある．とくに下顎の少数歯欠損では，臼歯のレジンアームが張り出して舌側

CHAPTER 1 ノンメタルクラスプデンチャーとは？

臨床でみられる問題

①目立つ

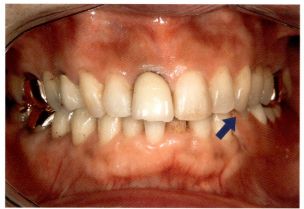

図4 歯頸部歯面を覆いすぎてかえって目立つ．

②異物感

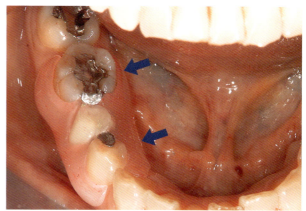

図5 舌側のレジンクラスプの影響で異物感が大きい．

に異物感を感じることがある(**図5**)．
　適応症例(→P22参照)，違和感への対応(→P80参照)に注意する．

③噛めない，動く，痛い

　レジンクラスプは，歯面を覆う部分が多いために維持効果があり，支台歯の数が少なくても外れにくい．しか

し，把持効果は十分でないため，咀嚼すると義歯が動いてしまう(**図6a,b**)．とくに連結子に剛性がないと義歯の動きを抑えられない(**図7a,b**)．
　結果として，咀嚼障害，顎堤の疼痛，さらには残存歯の動揺や，顎堤の吸収を起こす危険がある．
　適応症例の選択(→P22参照)と設計への配慮(→P45参照)が大切である．

③噛めない，動く，痛い

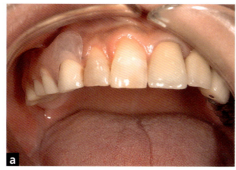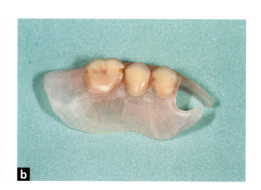

図6a,b 義歯が動いて痛い，噛めない．

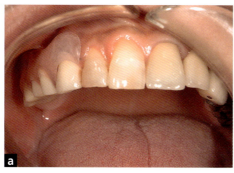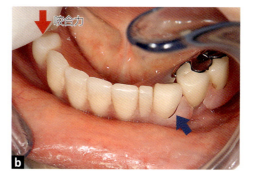

図7a,b 咬合するたびに大連結子が変形することによって，維持力の低下や，支台歯・顎堤・咬合への影響が懸念される．

007

④義歯が破損した，変形した，緩くなった

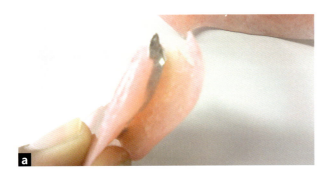
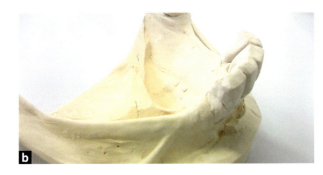
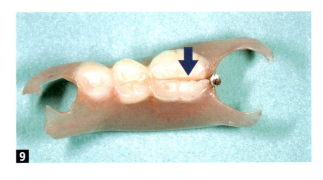

図8 a, b 材料・設計・前処置に注意を払わないと，レジンクラスプと連結子の破折の危険がある．
図9 クリアランス不足や設計への配慮不足によって人工歯咬合面に亀裂が入ることがある．

④義歯が破損した，変形した，緩くなった

樹脂の種類によっては対衝撃性が低く，破損しやすいものもある[7]（**図8 a, b**）．また，レストを起始点として人工歯咬合面に亀裂が入ることがある（**図9**）．

さらに，長期間の使用で弾性疲労が起こって変形したり，維持力が弱くなったりする．

樹脂の選択(→P13参照)や，症例選択(→P22参照)，設計(→P67参照)，技工操作(→P83参照)に注意してリスクを回避するか，ノンメタルクラスプデンチャーを適応しない．

⑤歯頸部歯肉の炎症

歯と粘膜では被圧変位量が違うことから，時間経過とともに少なからず義歯床は沈下する．とくに遊離端欠損では，義歯の沈下傾向は大きくなるが，レジンアームが覆う歯頸部周囲の辺縁歯肉は，顎堤粘膜よりも圧迫に弱く，機械的な刺激で炎症を起こしやすい（**図10a, b**）．

とくに支持が不十分な場合は，早期に歯頸部歯肉に痛みを生ずる．

症例選択(→P22参照)と設計(→P60参照)に注意する．

⑤歯頸部歯肉の炎症

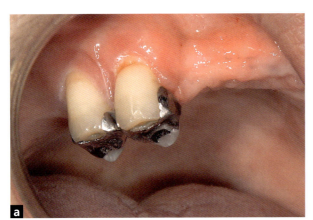
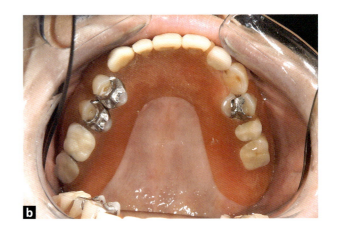

図10 a, b 支持不足のために辺縁歯肉に炎症が起きる危険がある．

⑥支台歯が動揺する

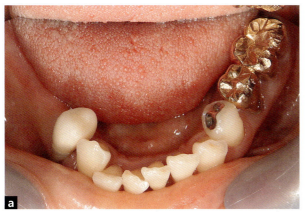
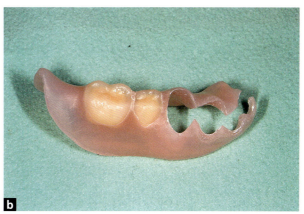

図11 a, b　直接支台装置の負担が大きく第一小臼歯の動揺が認められる．

⑥支台歯が動揺する

　ノンメタルクラスプデンチャーだから支台歯が動揺しやすいというわけではないが，維持主体の義歯であるだけに設計に注意を払わないと支台歯を失いかねない．遊離端義歯で片側設計している場合などは，支台歯を動揺させるリスクが高い（**図11a, b**）（→P45参照）．

⑦人工歯が外れる

　射出された熱可塑性樹脂は，基本的に人工歯とは接着しない．したがって，人工歯内面には機械的な維持孔が必要である．維持孔が不十分であれば，側方力がかかりやすい上顎前歯部などでは，人工歯の脱落が起こりやすい（**図12**）．
　技工操作（→P83参照）に注意を払うが，被蓋が大きい場合など，症例選択（→P22参照）にも注意が必要である．

⑧劣化しやすい

　従来のアクリルレジンと比較すると対摩耗性が劣るため，研磨面にスクラッチが入りやすい[8]．樹脂によっては着色しやすかったり，脱色してしまったり，毛羽立ってしまったりするものもある（**図13a～c**）．
　材料の特性を理解して，樹脂の選択（→P13参照），メインテナンス（→P154参照）に注意する．

⑦人工歯が外れる

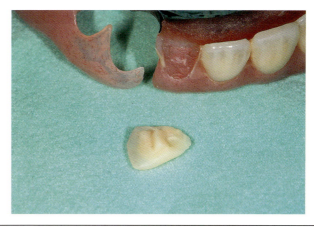

図12　人工歯の機械的維持力がなく，人工歯が脱落する．

⑧劣化しやすい

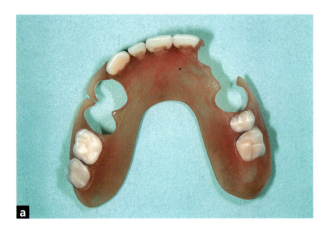
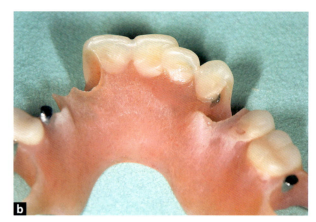
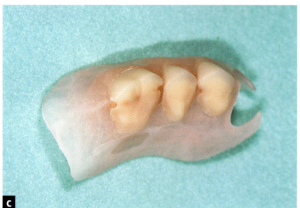

図13a〜c 程度の違いはあるが，変色・面あれ・脱色が起きる樹脂が多い．

参考文献

1. 笛木賢治，大久保力廣，谷田部優，他．熱可塑性樹脂を用いた部分床義歯（ノンメタルクラスプデンチャー）の臨床応用．日補綴会誌．2013；5：387-408．
2. Fueki K, Ohkubo C, Yatabe M, et al. Clinical application of removable partial dentures using thermoplastic resin Part Ⅰ：Definition and indication of non-metal clasp dentures. J Prostho Res. 2014；58(1)：3-10.
3. Fueki K, Ohkubo C, Yatabe M, et al. Clinical application of removable partial dentures using thermoplastic resin Part Ⅱ：Material properties and clinical feaures of non-metal clasp dentures. J Prostho Res. 2014；58(2)：71-84.
4. 谷田部優．ノンメタルクラスプデンチャー 長く使える設計の原則からメインテナンスまで 第一版．東京：クインテッセンス出版，2015．
5. The Glossary of prosthodontic terms 2023：10th edition. J Prosthet Dent. 2023 Oct；130(4 Suppl 1)：e1-e3.
6. 浦野慎二郎，馬淵あずさ，田中晋平，他．ナノジルコニアの部分床義歯フレームワークへの応用：クラスプを想定した屈曲特性の解析．日本補綴会誌．2012；4：159．
7. 佐野正枝，伊藤圭一，野村章子，河野正司．ノンクラスプ義歯用熱可塑性樹脂の物性．歯産学誌．2009；23：28-34．
8. Kawara M, Iwata Y, Iwasaki M, Komoda Y, Iida T, Asano T, Komiyama O. Scratch test of thermoplastic denture base resins for non-metal clasp dentures. J Prosthodont Res. 2014 Jan;58(1):35-40.

CHAPTER 1　ノンメタルクラスプデンチャーとは？

質問 01　名称の経緯

ask　なぜ「ノンメタルクラスプデンチャー」という名前になったのですか？

answer　日本補綴歯科学会内にワーキンググループが立ち上げられ，2012年にエキスパートパネル会議が行われました．すでに広まっている「ノンクラスプデンチャー」に対して，極端に違う名称を使うと混乱をきたすため，「ノンメタルクラスプデンチャー」とすることが決まりました．

【くわしい解説】

　日本では2000年頃から，義歯床用の樹脂を支台歯まで延ばして義歯の維持装置として利用する義歯は，「ノンクラスプデンチャー」と呼ばれ広まった．当初は海外の樹脂を歯科医師が個人輸入する形で，技工所で製作する，メタルフリーの義歯であった．

　これらは，パーシャルデンチャーの設計原則とはかけ離れた義歯であり，さまざまな問題点が出てきたため，日本補綴歯科学会では，2008年に「ノンクラスプデンチャーに関する現時点における見解」を示して，レストのない義歯について「いわゆるノンクラスプデンチャーについては外観の回復についての有効性という光の部分と，適応を誤った場合に生ずる顎堤の異常吸収，支台歯の移動という重大な障害を惹起するという影の部分があり，その適応については今後のさらなる科学的な検証が必要である．」とした．

　その後，日本補綴歯科学会内にワーキンググループが立ち上げられ，2012年にエキスパートパネル会議が行われた．ここで名称と定義が決められたが，名称に関しては，すでに広まっている「ノンクラスプデンチャー」に対して極端に違う名称を使うと，混乱をきたすため，長い名前になるが，「ノンメタルクラスプデンチャー」とすることが正式に決まった．この正式名称に対して，すでに広まっている「ノンクラスプデンチャー」が「ノンメタルクラスプデンチャー」のメタルを省いた短縮形としても使えるようにした意図がある．最近では，ノンメタルクラスプデンチャーの英語表記を略してNMCDと呼ばれることもある．

　定義上は，義歯構成要素のなかに一部でもレジンクラスプがあれば「ノンメタルクラスプデンチャー」とよぶ．すでに海外でも多くの論文で「non-metal clasp denture」として使われるようになっているが，米国補綴学会用語集(GPT 2023)では，日本発のこの用語は認められておらず，「flexible resin removable partial denture（柔軟性樹脂を用いた部分床義歯）」とされている．

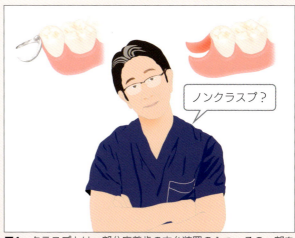

図1　クラスプとは，部分床義歯の支台装置の1つ．その一部をなす鉤腕が支台歯に全面あるいは一部で接触することによって，義歯における支持・把持・維持の役割を果たす．＊歯科補綴学専門用語集第6版．医歯薬出版, 2023. より

PART 1 ノンメタルクラスプデンチャーのベーシック

CHAPTER 2

ノンメタルクラスプデンチャーの樹脂の種類

ノンメタルクラスプデンチャーに使用される熱可塑性樹脂は，日本で発売されているだけでも一時は20種類ほどあったが，最近は淘汰されてきている．一概にノンメタルクラスプデンチャーといっても樹脂によって特性が異なるため，実際臨床で使う際は，どのような樹脂なのかを知ったうえで使用したい．このCHAPTERでは樹脂の種類と特徴，選択基準について解説する．

introduction & abstract

現在，日本国内で薬事認証され，販売されているノンメタルクラスプデンチャー用の熱可塑性樹脂は，2024年の時点でポリアミド系，ポリエステル系，ポリカーボネート系，アクリル系，ポリオレフィン系樹脂の5種類，16製品ある（**表1**）．ここに挙げたように非常に多くの樹脂が市販されている．

日本に導入されてから樹脂の使い勝手も大分改善されてきたが，まだすべてを満足させるノンメタルクラスプデンチャー用の樹脂はない．各樹脂の特性を十分理解して適切な設計が実現できる樹脂を選択すべきである．

表1 日本で認可されているノンメタルクラスプデンチャー用熱可塑性樹脂（2024年4月現在）．

樹脂分類	樹脂商品名	メーカー	認証番号
ポリアミド系 （ナイロン系）	バルプラスト	ユニバル	220ADBZX00061000
	バイオ・プラスト	デンケン・ハイデンタル	223ACBZX00046000
	フレックス スターV	日本デンタルサプライ	221AGBZX00202000
	バイオ：トーン	デンケン・ハイデンタル	223ACBZX00036000
	アンカーアミド	クエスト	223ACBZX00036A02
	サーモセンス	ベルテックス	225AKBZ 00038000
	アルティメット	アルティメディカル	222AKBZX00097000
	TUM-タム-	T・U・M	225AKBZX00086000
	ベイシス エラスト	山八歯材工業	225AFBZX00003000
	アミド・デ・ショット	アイキャスト	228AFBZX00137000
ポリエステル系	エステショットブライト	アイキャスト	223AFBZX0010400
ポリカーボネート系	ジェットカーボ-S	デンケン・ハイデンタル	221AFBZX00081000
	ジェット・カーボ	デンケン・ハイデンタル	20800BZZ00194A01
アクリル系	アクリ：トーン	デンケン・ハイデンタル	222ACBZX00022000
ポリオレフィン系	UNIGUM	ウエルデンツ	223FBZX00081000
	デュラフレックス	フォレスト・ワン	228ADBZX00060000

012

2-1 ノンメタルクラスプデンチャーの樹脂選択の基準は？

壊れない・変形しない

　レジンクラスプや連結子には常に大きな応力がかかる．弾性限界を越えても，破折しない・変形しない樹脂を選ぶことが大切である（図1 a,b）．一般的にポリアミド系樹脂やポリオレフィン系樹脂は破損しにくい．ポリエステル系やポリカーボネート系樹脂は，ポリアミド系樹脂と比較すると破損しやすいが，設計に配慮すると破折しにくくすることはできる．

適合がよい（熱収縮が小さい・ない）

　熱可塑性樹脂は，射出成形した後に冷えると収縮するため，熱収縮の大きい樹脂は適合が悪くなる．熱収縮が大きいと，粘膜と適合が悪くなり，義歯の安定性を損なうばかりでなく，人工歯の維持にも影響がでてくる（図2 a,b）．さらに，メタルクラスプとの併用にも問題がでる．

　射出成形した後に収縮を補償するための方法として，アニーリング（**射出成形したフラスコのまま100℃で，10分から30分程度熱湯のなかに浸漬して，ゆっくり冷却して収縮応力を開放**する方法）や高膨張石膏を用いる方法がある．

　一方，熱収縮の大きい樹脂はアニーリングでは対応できないので，あらかじめ複模型に高膨張の石膏を用いて収縮を補償する．ただし，**高膨張石膏を使った場合は，**

壊れない・変形しない

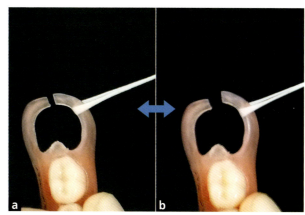

図1 a, b 弾性限界を越えても破折や変形しない樹脂が好ましい．

メタルクラスプとの併用には難がある（図3）．**熱収縮の大きい樹脂は，大きな欠損症例には不向きである**といえる．

劣化しない

　PMMA（ポリメタクリル酸メチル≒アクリル）レジンと同等の硬度をもつ樹脂が望ましい．樹脂の特性もかなり改善されているが，いまだに完全に満足のいく樹脂はない．傷のつきやすさを評価した報告[1,2]もあるが，臨床実感に対応する評価方法での報告はほとんどない．臨床

適合がよい（熱収縮が小さい・ない）

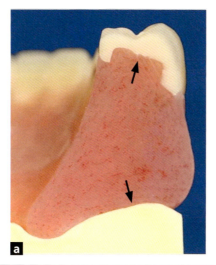
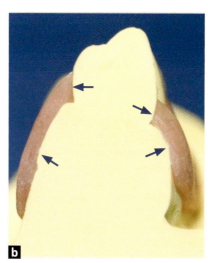

図2 a, b 適合精度の高い樹脂を選ぶ．

PART 1　ノンメタルクラスプデンチャーのベーシック

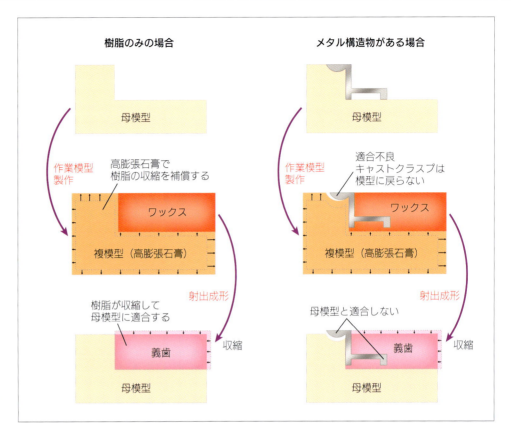

図3 高膨張石膏を使用しなければならない樹脂は，メタルフレームとの併用に難がある．

的には妥当な樹脂が増えており，長期的な安定が得られる樹脂や症例選択も分かってきた（**図4，5**）．

現時点では臨床サイド・技工サイドで評価の高い樹脂を選択するのが確かであろう．そのためにも客観的な情報共有が望まれる．

着色・変色しない

ノンメタルクラスプデンチャー用の樹脂は，PMMAレジンよりも吸水量が少ないものが多いが，表面の劣化や傷によって色素が沈着しやすいなどの理由で，着色や変色が起こるものがある（**図6**）．また，脱色する樹脂もある．**樹脂の表面性状にもよるが，吸水量の多少が1つの指標になる．**

劣化しない

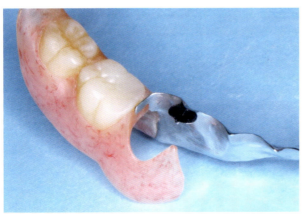

図4 アクリル樹脂よりも傷はつきやすいが，症例の選択とメインテナンスで劣化を軽減させることはできる．エステショットブライト12年経過時．

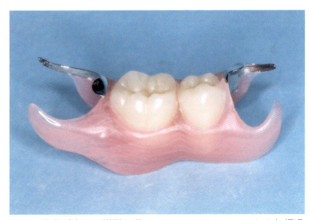

図5 劣化が少ない樹脂も増えている．アルティメット6年経過時．着色・変色しない

014

CHAPTER 2 ノンメタルクラスプデンチャーの樹脂の種類

着色・変色しない

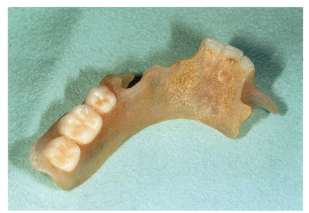

図6 長期使用で変色がみとめられる樹脂は光沢を失うばかりでなく，汚染や歯石の付着を助長する．

修理ができる

パーシャルデンチャーを装着していると，破損や増歯などが必要になる場合がある．また，ノンメタルクラスプデンチャーに磁性アタッチメントなどの根面アタッチメントが利用できると，設計の幅が広がる．そのためにも，常温重合レジンと接着する樹脂であることが望ましい（**図7 a～f**）．

ポリアミド系やポリオレフィン系樹脂は，基本的に常温重合レジンとは接着しないが，現在は対応できる接着材の販売や接着方法も研究[3, 4]されている（→ P156, 157参照）．

リラインができる

義歯を長期間使用していると，顎堤が変化し，リラインが必要になることがある．リライン材の多くは，多官能性メタクリレートであるため，常温重合レジンと接着できる樹脂であっても，義歯床の樹脂と基本的には接着しない．しかし，それぞれのリライン材に付属のプライマーは，PMMAレジンと接着するためのものであるため，**ポリエステル系・アクリル系・ポリカーボネート系**

修理ができる

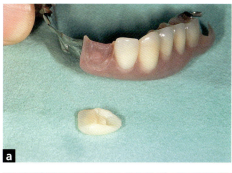
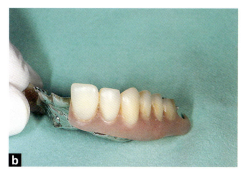

図7 a, b 常温重合レジンとの接着ができる樹脂が好ましい．

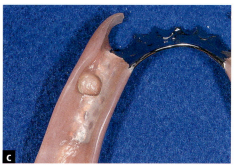
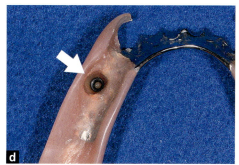

図7 c, d 歯根アタッチメントが利用できる．

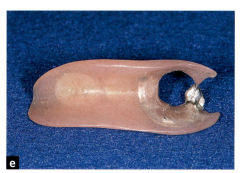
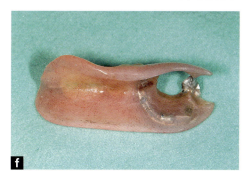

図7 e, f 修理・リラインができる．

PART 1　ノンメタルクラスプデンチャーのベーシック

樹脂で接着効果が高いと考えてよい．ポリアミド系に関しては，一部の樹脂（アルティメット，TUM，アミド・デ・ショット）では接着材が販売されている．他の樹脂についても接着方法[5]が示されている

2-2　ノンメタルクラスプデンチャー用樹脂の特徴

ノンメタルクラスプデンチャー用樹脂の特徴

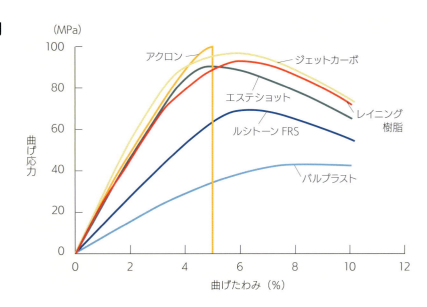

図8　三点曲げ試験（応力ひずみ曲線）．
＊参考文献6より引用・改変

　ノンメタルクラスプデンチャー用の樹脂がPMMAレジンと異なるもっとも大きな特徴は，弾性限界を越えても破折しにくいという点である[6]（図8）．表2は各種ノンメタルクラスプデンチャー用熱可塑性樹脂とPMMAレジンの物性と理工学的性質を比較したものである[6,7,12]．以下に，それぞれの樹脂の特徴的な点について解説す

表2　ノンメタルクラスプデンチャー用樹脂の特徴（現在販売されていない樹脂もあるが，引用元のまま利用）．＊参考文献7より引用・改変

樹脂一般名	アクリルレジン	ポリアミド系			ポリエステル系		ポリカーボネート系				アクリル系
商品名	アクロン	バルプラスト	ルシトーンFRS	アルティメット	エステショットブライト	エステショット	レイニング樹脂N	レイニング樹脂	ジェットカーボ-S	ジェットカーボ	アクリトーン
曲げ強さ(Mpa)	90-110＊	34-41＊	70-78＊	60	61.1	85-92＊	65以上	88-95＊	80±10	90-100＊	48
曲げ弾性率(Mpa)	2917＊	826±111＊	1639±88＊	1600	1493	2826±193＊	2000以上	2701±120＊	2110±50＊	3097±234＊	1360
比重(g/cm³)	1.16-1.20	1.04	1.02	1.06		1.12	1.2				1.15
射出成型条件(℃)	―	288	240	280ᴹ	270-290ᴹ	230-240ᴹ	300-340ᴹ				260-270ᴹ
ガラス転移点(℃)	―	50	155	155	113	67	150				
吸水量(μg/cm³)	22.9	約17	28-30		6.4	10.7					
シャルピー衝撃強さ(KJ/m²)	1.1	6.9	30.2	Not Broken	65.3	4.1		21.3			6.5
アクリルレジンとのせん断接着強さ(Mpa)	12.8	2.5	3.3		11.7	17.5		12.3			17.1

無印：ポジションペーパー[7]よりデータ引用，ᴹ：製造販売元公表値，＊：Takabayashi論文[6]よりデータ引用

表3 日本国内で認可されているノンメタルクラスプデンチャー用樹脂の特徴．注：評価は参考文献 8 〜10をもとに主観的評価．チェアサイドでの修理は，シリカコーティングサンドブラスト ＋ スーパーボンドで可能な場合がある．

樹脂分類	樹脂商品名	アンダーカット量目安(mm)	破折強度	変色・傷	チェアサイドでのリライン・修理
ポリアミド系 （ナイロン系）	バルプラスト	0.5-0.75	最強	変色(＋＋)・傷(＋＋)	不可
	アルティメット	0.25-0.5	強	変色(ー)・傷(±)	可(接着プライマー)
	バイオ・ブラスト	0.5-0.75	最強	変色(＋＋)・傷(＋＋)	不可
	バイオ：トーン	0.5	強	変色(＋)・傷(＋)	不可
	アンカーアミド	0.5	強	変色(＋)・傷(＋)	不可
	サーモセンス	0.5	強	変色(ー)・傷(＋)	不可
	TUM- タム -	0.25-0.5	強	変色(ー)・傷(±)	可(接着プライマー)
	アミド・デ・ショット	0.25-0.5	強	変色(ー)・傷(±)	可(接着プライマー)
ポリエステル系	エステショットブライト	0.25-0.5	中	変色(＋)・傷(＋)	可
ポリカーボネート系	ジェット・カーボ	0.25-0.5	弱	変色(ー)・傷(±)	可
	ジェットカーボ -S	0.25-0.5	中	変色(ー)・傷(±)	可
アクリル系	アクリ：トーン	0.25-0.5	中	変色(ー)・傷(±)	可
ポリオレフィン系	ウエルデンツ	0.5	強	変色(不明)・傷(＋＋)	不可
	デュラフレックス	0.5	強	変色(不明)・傷(不明)	不可

る．ただし，同じ条件で樹脂を比較した論文がないため，それぞれを単純に比較することはできない．また，改良された新しい樹脂がつぎつぎに販売された経緯もあり，客観的な評価とはいえないが，比較的共通している点について解説する．**表 3** は現在日本国内で販売されているノンメタルクラスプデンチャー用の熱可塑性樹脂の主観的評価をまとめたものある[8〜10]．

ポリアミド系樹脂

- ■ポリアミド系樹脂は，ノンメタルクラスプデンチャー用の樹脂のなかではもっとも古い歴史があり，数多くの種類がある．バルプラストはその代表であり，ナイロン系樹脂ともよばれている．
- ■他の樹脂よりも**柔らかく，破折しにくく，装着感がよい**．
- ■しかし，着色しやすく，調整や修理がしにくいとされている[6]．
- ■曲げ強さ・曲げ弾性率をみると，**「柔らかい群」**(バルプラスト，バイオ・ブラスト，)と，**「比較的硬い群」**(アルティメット，TUM，アンカーアミド)および**「中間的な**

群」(フレックススターV, バイオ：トーン，アンカーアミド，ベルテックスサーモセンス，ベイシスエラスト)**に分かれる**．臨床的には歯の豊隆の程度でどの材料を使うかの選択基準になっていることが多い．

- ■**ポリアミド系樹脂は，常温重合レジンとは直接接着しない**．したがって，修理あるいはリラインは，原則的に技工所に預けて再成形する必要があるが，シリカコーティング，4 -META /MMA-TBB レジンによる表面処理[3〜5]，あるいはメーカーが販売している専用の接着プライマーによって，直接修理することもできるようになった(→ P167参照)．
- ■その他，吸水性については，それぞれの樹脂で違いがあるが，PMMA レジンより格段にすぐれているわけではない．
- ■バルプラスト，バイオプラストは，他の樹脂よりも着色しやすい．
- ■適合精度に関する報告は少ないが，決して良好とはいえないため，多数歯欠損症例にはでは注意が必要である．

ポリエステル系樹脂

■ポリエステル系樹脂は，エステショットとエステショット ブライトの2種類が販売されていたが，現在はエステショットブライトのみが使われている．

■エステショットブライトはアクリルレジンよりも適合精度がよく[11]，常温重合レジンとの接着強さもPMMAレジンと同等である[7, 12]．

■**エステショット ブライトは，曲げ強さや曲げ弾性率がポリアミド系の「比較的硬い群」に近く，破折リスクは少ない**[7, 12]．ただし，レジンアームに過剰な負荷がかかると，ポリアミド系樹脂よりも破折しやすい．常温重合レジンとの接着強さはアクリルレジンと比べてやや劣るものの，アクリル系のアクリトーンに近い[7, 12]．

■**常温重合レジンとの接着が良好**[7, 12]であることは，ポリエステル系の大きな特徴の1つであり，修理や増歯，リラインがチェアサイドで可能であることから，適合精度とともにポリアミド系樹脂と選択を迷う際の判断材料になる．

ポリカーボネート系樹脂

■ポリカーボネート系樹脂は，従来保険導入されていた熱可塑性樹脂をノンメタルクラスプデンチャー用に改良したものである．曲げ強さ・曲げ弾性率とも，ポリアミド系・ポリエステル系樹脂と比較して高い．

■ジェットカーボ-Sは，従来のジェット・カーボよりも弾性率を低くしてアンダーカットが大きい症例にも適用できるようにしたものである．破折のリスクは少なくなっている．

■**ポリカーボネート系樹脂はすべて常温重合レジンとの接着は良好**である．

■適合精度はポリエステル系よりやや劣る[11]．

■ポリカーボネート樹脂は，加水分解によってビスフェノール A（BPA）が生成・放出されることが知られている[13]．添付文書には「ポリカーボネートから溶出するBPAのレベルが人の健康に重大な影響を与える」という科学的知見は得られていないが，「妊婦への使用は控える」こととされている．

■剛性が高いため，樹脂の劣化は少ない．

■ISO の定める義歯床用材料としての剛性をもっている[1, 7]ため，**樹脂の強度を求める場合に使用される**．

アクリル系樹脂

■ノンメタルクラスプデンチャー用のアクリル系樹脂は，アクリ：トーンのみである．保険適応のアクリル系熱可塑性樹脂であるアクリショットやアクリジェットと比較すると，曲げ強さや曲げ弾性率はかなり低い．

■通常のアクリル樹脂と同様，**常温重合レジンとの接着は良好であり，修理が可能**である．

■熱可塑性アクリル樹脂は，**ソルベントクラック（表面に溶剤が触れたときに起こる亀裂）の危険**が報告されており，アクリ：トーンにおいても白化の原因となる消毒用アルコールの使用は禁忌である．

■また，70℃以上の温度でクラックの恐れがあるため，アニーリングや，脱蝋工程をともなう間接裏装，熱湯への浸漬などはできないので，注意が必要である．

ポリオレフィン系樹脂

■ポリオレフィン系樹脂は，ウェルデンツとデュラフレックスが日本国内で販売されている．

■ポリオレフィン系樹脂はポリプロピレンやポリエチレンから作り出される樹脂であり，水に浮くほど比重が低いのが特徴であり，吸水性は低いが，傷はつきやすい．

---

point 樹脂の選択のポイント

■樹脂選択のポイントは，「破折に強い」「適合がよい」「劣化しにくい」「修理が可能」
■「樹脂の選択」「症例の選択」「設計」「技工操作」を誤ると，思わぬトラブルに！

参考文献

1. 髙橋英和，河田英司，玉置覚道，他．ノンクラスプ用デンチャー材料の基礎的物性．歯材器．2009；28(3)：16－167.

2. Kawara M, Iwata Y, Iwasaki M, Komoda Y, Iida T, Asano T, Komiyama O. Scratch test of thermoplastic denture base resins for non-metal clasp dentures. J Prosthodont Res. 2014 Jan;58(1):35-40.

3. Katsumata Y, Hojo S, Hamano N, Watanabe T, Yamaguchi H, Okada S, Teranaka T, Ino S. Bonding strength of autopolymerizing resin to nylon denture base polymer. Dent Mater J. 2009 Jul;28(4):409-18.

4. Shinpo H, Ohkubo C. Bonding of auto-polymerized poly (methyl methacrylate) resin to polyamide thermoplastic rein. Asian Pac J Dent. 2019;19:65-69.

5. Hamanaka I, Shimizu H, Takahashi Y. Bond strength of a chairside autopolymerizing reline resin to injection-molded thermoplastic denture base resins. J Prosthodont Res. 2017 Jan;61(1):67-72.

6. Takabayashi Y. Characteristics of denture thermoplastic resins for non-metal clasp dentures. Dent Mater J. 2010 Aug;29(4):353-61.

7. 笛木賢治，大久保力廣，谷田部優，他．熱可塑性樹脂を用いた部分床義歯(ノンメタルクラスプデンチャー)の臨床応用．日補綴会誌．2013；5：387－408.

8. 大久保力廣(編著)．Q&Aでわかるノンメタルクラスプデンチャーできること，できないこと．東京：ヒョーロンパブリッシャーズ，2019.

9. 谷田部優．ノンメタルクラスプデンチャーの現状　部分床義歯の選択肢として考慮すべきこと．日補綴会誌．2019；11(1):32-37.

10. 谷田部優．今知りたい！ノンメタルクラスプデンチャーQ&A．the Quintessence. 2022;41(9):56-75.

11. Wada J, Fueki K, Yatabe M, Takahashi H, Wakabayashi N. A comparison of the fitting accuracy of thermoplastic denture base resins used in non-metal clasp dentures to a conventional heat-cured acrylic resin. Acta Odontol Scand. 2015；73(1)：33－37.

12. Fueki K, Ohkubo C, Yatabe M, et al. Clinical application of removable partial dentures using thermoplastic resin Part Ⅱ：Material properties and clinical feaures of non-metal clasp dentures. J Prostho Res. 2014；58：71－84.

13. Watanabe M. Degradation and formation bisphenol A in polycarbonate used in dentistry. J Med Dent Sci. 2004；51(1):1－6.

PART 1　ノンメタルクラスプデンチャーのベーシック

質問 02　樹脂の選び方

樹脂の選択はどのようにしていますか？

answer　樹脂それぞれに特徴があるため，どれがいちばんとはいいにくいのですが，（あくまでも私見ですが）以下の特徴を考慮して，適材適所で樹脂を選択しています．

【くわしい解説】

ポリエステル系樹脂
エステショットブライト

　エステショットブライトは適合精度もよく，通常の義歯と同様の修理やリラインができるため，第一選択として考えている．ただし，ポリアミド系樹脂と比べると，義歯の頬舌回転や水平性遠心回転（→P35参照）がコントロールできない症例ではレジンアームの破折が起こることがある．したがって，内側性把持（→P36参照）が得られない症例での使用は注意しなければならない．また，歯冠形態にも注意してリカントゥアリング（頬舌側面歯質の削除などにより，歯冠形態を修正すること〔→P53参照〕）が必要なことが多い．

ポリアミド系樹脂①
アルティメット，TUM，アミド・デ・ショット

　アルティメットやTUM，アミド・デ・ショットは，ポリアミド系樹脂であるため，破折しにくい．また，常温重合レジンと接着する専用のプライマーが販売されており，チェアサイドで修理ができるため，ほぼすべての症例で適応可能である．ただし，これらの樹脂は，比較的硬めであるため，支台歯の歯冠形態に注意して，リカントゥアリングが必要なことがある（→P58参照）．また，樹脂を射出成形する際の収縮はエステショットブライトよりも大きいため，技工操作に注意が必要である．

ポリアミド系樹脂②
バルプラスト，バイオプラスト，ウエルデンツ，デュラフレックス

　バルプラスト，バイオプラスト，ウエルデンツ，デュラフレックスは，上記に比べてかなり柔らかい樹脂である．その特徴を活かして，アンダーカットが大きい症例などでも装着できるため，比較的使いやすい樹脂である．ただし，柔らかい分，傷や変色が目立ちやすいので，使用には注意が必要である．

ポリアミド系樹脂③
サーモセンス

　サーモセンスは，硬すぎず柔らかすぎず，とくに特徴がある樹脂ではないが，射出成形しやすい樹脂であり，技工サイドでは製作しやすい樹脂である．また，本家オランダでは40種類程度の色数があり，歯肉色に合わせやすい．ただし，常温重合レジンとは接着しないため，リラインや修理には注意が必要である．

CHAPTER 2　ノンメタルクラスプデンチャーの樹脂の種類

質問 03　非適応症

今まで入っていたメタルフリーのノンメタルクラスプデンチャーと同じものを作り直したいといわれましたが，メタルフリーの適応ではない場合どうしたらよいですか？

術者からみて支台歯の動揺や顎堤の吸収，義歯の動揺など，残存歯を保全することができないと予測される場合は，やはり設計の原則に則って，剛性のある金属を使用して義歯の動きを止めるようにする必要があります．

【くわしい解説】

　メタルフリーのノンメタルクラスプデンチャーは，薄くて違和感が少なく，適当な維持力もあり，見た目もよいため，患者さんにとって受け入れやすい義歯であるのはまちがいない．臨床では，明らかに義歯の動揺が大きく，支台歯や顎堤に負担がかかっていると思われる義歯がある一方，意外にメタルフリーであっても安定している義歯も見受けることがある．

　まずは新しく作り直したい理由は何かを明らかにすることが大切である．10年近く使っていて，支台歯も顎堤も問題なく，樹脂の劣化や外れやすくなったなどが理由であれば，同じメタルフリーでも可能かもしれない．

　しかし，術者からみて支台歯の動揺や顎堤の吸収，義歯の動揺など，残存歯を保全することができないと予測される場合は，やはり設計の原則に則って，剛性のある金属を使用して義歯の動きを止めるようにする必要がある．

　患者さんに説明する際は，旧義歯を装着してその動きを見てもらい，残っている歯を今後も守るためにはしっかりした構造が必要であり，それぞれの動きを止めるために，金属のレストやブレーシングアーム，連結子が必要であることを目で確認してもらいながら説明することが有効である（付録 患者説明用 BOOK 参照）．

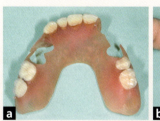 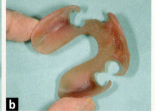

図2a, b　メタルフリーの義歯が簡単に変形することを確認してもらい，長い目で見ると支台歯を守ることができないことを伝える．

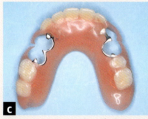 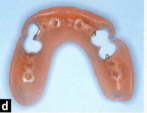

図2c, d　できるだけデザインを変えないように，レスト，ブレーシングアーム，脚部を歯列内におさめて設計した

PART 1　ノンメタルクラスプデンチャーのベーシック

CHAPTER 3
ノンメタルクラスプデンチャーの適応

ノンメタルクラスプデンチャーの適応を考える際には，まず「患者がそのような義歯を必要としているかどうか」が，選択するための大前提になる．そのうえで，「適応することが可能か」を考えなければならない．

introduction & abstract

　ノンメタルクラスプデンチャーでなければならないという症例は，実際にはさほど多くはない．理工学的な材料の特性を考えると，従来のクラスプデンチャーのほうがすぐれている．しかし，それでもノンメタルクラスプデンチャーを希望する場合に，その必要性を検討する．
　金属冠が入っている支台歯にあえてレジンクラスプを設計する必要はない（**図1**）し，メタルクラスプにしても外観に触れにくい部位を，とくにノンメタルクラスプデンチャーにする必要はない（**図2**）．最終的な必要性の判断は患者の心理的な面も考慮したうえで術者が行わなければならないが，ノンメタルクラスプデンチャーを必要とする症例は，なんらかの理由で「**外観を気にする症例**」「**金属を使えない症例**」「**歯を削れない症例**」になる．

外観を気にする症例

　パーシャルデンチャーを選択した場合でも，審美的な要求が高い場合は，一般的に歯を大きく切削しなければならない．コーヌステレスコープ・ミリングデンチャー・アタッチメントデンチャーは，機能ばかりでなく，審美性にもすぐれている義歯であるが，支台歯の切削量は多くなる（**図3**）．通常のクラスプデンチャーと同程度の切削量で審美的にも受け入れられるノンメタルクラスプデンチャーは，患者にとっても受け入れやすい（**図4**）．

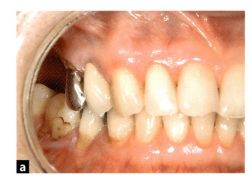
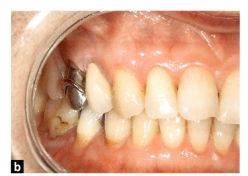

図1 a, b　支台装置としてレジンクラスプが必要かどうか．メタルクラウンにあえてレジンクラスプを選択する必要はない．

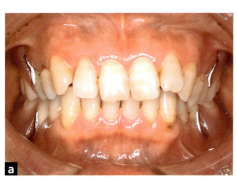
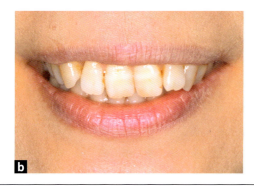

図2 a, b　金属クラスプでも走行，口唇の位置によっては外観に触れない．

外観を気にする症例①

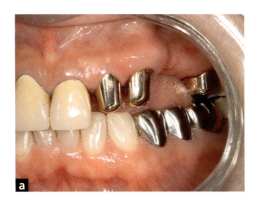
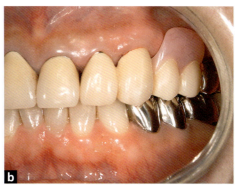

図3 a, b コーヌステレスコープ，アタッチメント義歯は審美的ではあるが，歯の切削量は多くなる．

外観を気にする症例②

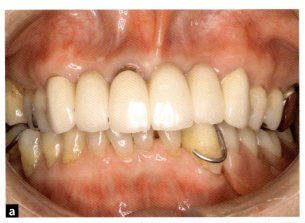
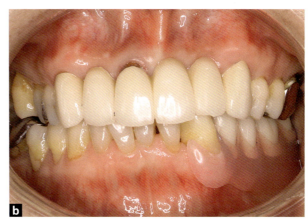

図4 a, b ノンメタルクラスプデンチャーは，歯を大きく削らずに外観を損ねない義歯として有効である．

　外観に触れる場所にメタルクラスプが走行することは，義歯を嫌う大きな要因の1つである．義歯を入れていると気づかれない心理的な安心感は，ノンメタルクラスプデンチャーの大きなメリットである．

金属を使えない症例

　ノンメタルクラスプデンチャー以外のパーシャルデンチャーは，何らかの金属構造物を必要とする．まったく金属を用いないでも欠損を修復できるノンメタルクラスプデンチャーは，金属アレルギーをもつ患者に義歯を製作する際の大きな選択肢になる（**図5**）．

暫間的に使用する症例

　インプラントを植立するまでの暫間的な場合など，歯を削らないで欠損部分に義歯を装着しなければならない場合は，ノンメタルクラスプデンチャーの適応となる．すべての欠損症例が対象になるわけではないが，スペースリテーナーとしての役割をもたせる場合には，メタルフリーの義歯を選択することもある（→ P29, 102参照）．

金属を使えない症例

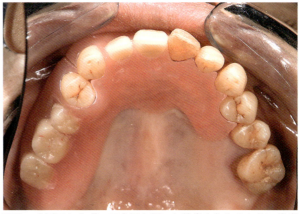

図5 金属アレルギーで金属を用いた義歯を入れられない患者（CHAPTER 10 **図19a〜m** と同一症例）．

3-1 剛性のあるノンメタルクラスプデンチャーの適応症，剛性のないノンメタルクラスプデンチャーの適応症

ノンメタルクラスプデンチャーには大きく分けて，①**金属構造物（レスト，金属床，大連結子など）を用いた剛性のあるもの**，②**樹脂のみ用いた剛性のないもの**がある[1]。「金属を使えない症例」と「歯を削れない症例」は，②の剛性のないものが適応になろう．それぞれの症例の適応範囲は，材料や設計によって異なるため，剛性のないものとあるものを分けて考える必要がある．

3-2 剛性のあるノンメタルクラスプデンチャーの適応症，非適応症

レストや大連結子に剛性のある金属を用いたノンメタルクラスプデンチャーは，**基本的には広い範囲で適応可能**である．ただし，レジンクラスプは剛性が低く，歯頸部歯肉を覆うため，むしろ非適応に十分配慮して症例の選択を行う必要がある．

絶対禁忌というものはないが，剛性のあるノンメタルクラスプデンチャーを選択するにあたって，細心の注意を払わなければならない症例がいくつかある．

注意が必要な症例①　片側に偏在する少数歯残存症例

片側の少数歯残存の義歯は，回転に抵抗するためには，外側性把持（→P36参照）を得る必要がある．しかし，レジンクラスプの外側性把持の効果は弱いため，外側性把持のみに頼らなければならない残存歯の分布は，ノンメタルクラスプデンチャーの適応にはなりにくい（**図 6 a, b**）．

レジンクラスプに頼らなければ義歯の動き（→P35参照）を止めることができない残存歯の分布であると，予後が悪い．

注意が必要な症例②　すれ違い咬合

すれ違い咬合の場合は，顎位を保持させる残存歯同士の接触がないため，義歯の動き（→P35参照）に対する維持装置の負担は大きくなる．したがって，剛性の低いレジンクラスプは適応とはいえない（**図 7 a, b**）．

咬合支持が両側性で安定していれば，レジンクラスプへの負担は少ないと予想されるが，頬側のクラスプに頼らなければ義歯の動きを止めることができない症例は，ノンメタルクラスプデンチャーの適応から外したほうがよい．

①片側に偏在する少数歯残存症例

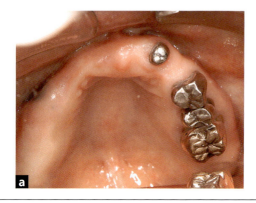
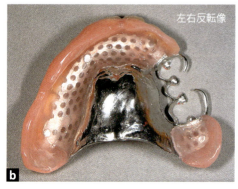

図 6 a, b　片側に偏在する少数歯残存症例はレジンクラスプに負担をかける．

②すれ違い咬合

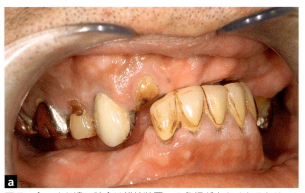
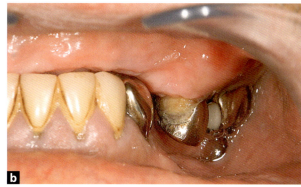

図7 a, b すれ違い咬合は維持装置への負担が大きくなるため，レジンクラスプの適応ではない．

③臼歯の咬合支持がない

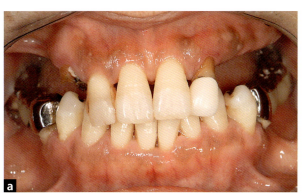
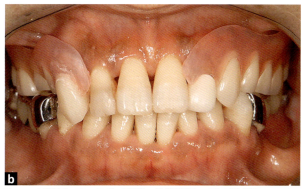

図8 a, b 臼歯咬合接触がない症例で上顎前歯にノンメタルクラスプデンチャーを適応しているが，早期に 3| が脱落し，|2 が動揺している．

注意が必要な症例③　臼歯の咬合支持がない

臼歯部での咬合支持がない場合，前歯部にクラスプがかかるならば，審美的な理由でレジンクラスプを選択したくなる場合が多いが，義歯の動きを止めにくく，前歯の早期脱落のリスクも高い（**図8 a, b**）．両側犬歯が残存している場合でも，ノンメタルクラスプデンチャーの選択には慎重な検査・診断が必要である．

上下とも臼歯が欠損している場合は，義歯どうしで咬合するために，顎堤の状態によっては，適応可能であると考えている（CHAPTER13　症例5参照）．

注意が必要な症例④　支台歯にアンダーカットが少ない

クラスプは歯冠の最大豊隆部より歯頸側のアンダーカットを利用して維持力を発現する．レジンクラスプも同様であり，歯冠にアンダーカットがないと，維持も把持も得られないため，義歯は離脱に抵抗しない（**図9**）．

④支台歯にアンダーカットが少ない

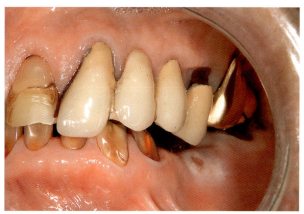

図9 歯冠豊隆がなく，アンダーカットがないと維持も把持も得られないため，義歯は離脱に抵抗しない．

⑤う蝕や歯周疾患がコントロールできない

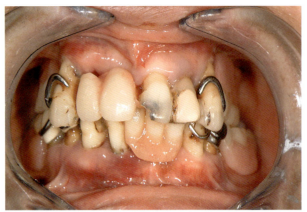

図10 う蝕・歯周疾患のコントロールができていない場合は、審美的理由だけでノンメタルクラスプデンチャーを選択しない．

⑥ブラキサー

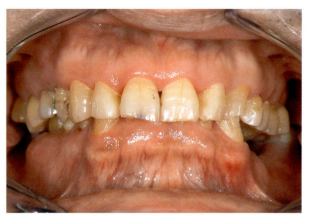

図11 過蓋咬合で高度な咬耗を有するブラキサーは、注意が必要である．

注意が必要な症例⑤　う蝕や歯周疾患がコントロールできない

レジンクラスプは歯頸部を覆う維持装置であり、生理的な自浄作用を損なうため、歯周病のリスクが高くなる．また、義歯床に接する残存歯はう蝕のリスクが高くなる．とくに、セルフメインテナンスが十分でない患者の場合は、適応に際して慎重になるべきである（**図10**）．

注意が必要な症例⑥　ブラキサー

ブラキシズムによる過大な咬合力に抵抗するためには、強固な支持と把持が欠かせない．レジンクラスプ以外の部分で確実な安定が得られる設計ができる場合を除いて、適応に注意する必要がある．とくに、過蓋咬合で咬耗が大きい症例は、適応にあたっては注意を要する（**図11**）．

注意が必要な症例⑦　レジンアームの幅を確保できない

レジンクラスプは、材料を選択（→P16参照）することでも維持力のコントロールはできるが、一般的にはレジンアームの厚さと幅で維持力をコントロールする．

レジンアームの幅は一般的に歯冠中央部で7～8mm

程度必要である．欠損に近い部位ではさらに幅が必要になるため、歯冠長と歯頸部歯肉の形態がレジンアームの走行にとって重要になる．支台歯が以下のような場合は注意する．

①歯冠長が短い

歯冠長が短ければ、レジンアームの幅を確保するために歯頸部歯肉に延長する．しかし、歯冠長が短いほとんどの場合はブラキサーであり、歯槽堤のアンダーカットも大きく、適切なレジンクラスプの走行が得られない．咬耗により歯冠長が短くなってしまった場合は、サベイラインが咬合面寄りになっているため、スムーズなクラスプの挿入ができない（**図12**）．

②支台歯周囲の付着歯肉の幅が少ない

レジンアームが歯肉に接する部分は付着歯肉上でなければならない．頬小帯が歯頸部付近まで延びている場合や、付着歯肉の幅が十分でない場合、結果的にレジンアームの上縁は歯冠側になり、残存歯との歯頸ラインがそろわなくなり、審美的に不利になる（**図13**）．とくに模型上では遊離歯肉か付着歯肉かはわかりにくいため、必ず口腔内でチェックすべきである（**図14**）．

③歯頸部直下に大きな歯槽隆起がある

レジンアームはある程度のフレキシビリティがある（弾力性がある）ため、歯頸部直下の歯槽骨に大きなアンダーカットがなければ、レジンアームの下縁はそのアンダーカットを乗り越えて設定することができる（**図15**）．

⑦レジンアームの幅を確保できない

歯冠長が短い

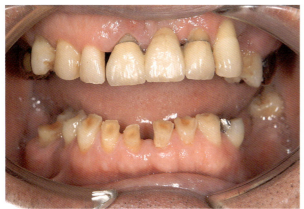

図12 咬耗で歯冠長が短く，レジンアーム（クラスプ）の幅が確保できない．

支台歯周囲の付着歯肉の幅が少ない

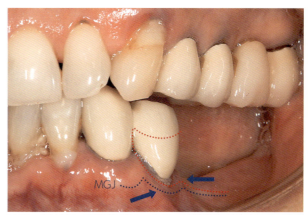

図13 頬小帯も歯頸部付近まであり，付着歯肉の幅がなく，適切なレジンクラスプの幅が確保できない．レジンクラスプを含めて義歯床は基本的に角化歯肉上（青い点線）になければならない．したがって，付着歯肉（角化歯肉）の幅が狭いと，レジンアームを歯冠方向に延ばさざるをえなくなり（赤い点線），審美性が劣る．

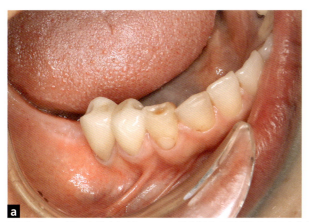

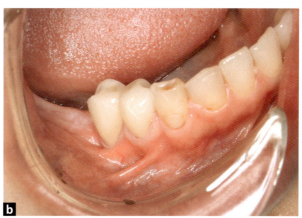

図14a, b 一見，十分なレジンアームが走行する幅がありそう（**a**）だが，歯頸部直下に付着歯肉がほとんどない（**b**）．模型上ではわからないので注意が必要である．

歯頸部直下に大きな歯槽隆起がある

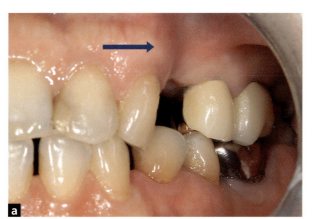

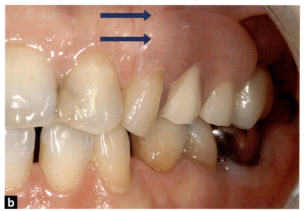

図15a, b 歯頸部直下の歯槽骨のアンダーカットが大きくなければ，レジンアームの下縁は延長できる．

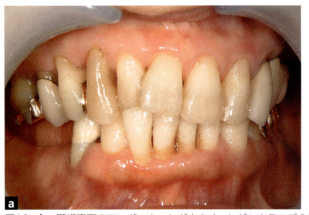 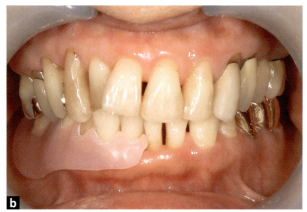

図16a, b　顎堤直下のアンダーカットが大きく，レジンクラスプの幅を確保するために審美性が犠牲になっている．

しかし，装着するときにレジンアームの下縁が歯槽堤のもっとも突出している部分に当たってしまう場合は延長できない．その際，レジンアームの幅が確保できない場合があるため注意する．結果的にレジンアームが歯頸部歯面を覆う部分が多くなり，審美性に劣る（図16）．

3-3　樹脂のみで剛性のないノンメタルクラスプデンチャーの適応症，非適応症

　レストや大連結子に金属を用いない，いわゆる「フレキシブルデンチャー」は，もっともノンメタルクラスプデンチャーらしいものではあるが，パーシャルデンチャーの設計の考え方に照らし合わせると問題が多い（→P34参照）．装着当初は大きな問題はないが，残存歯や顎堤の保全という点では問題が起こることがある場合を，十分理解したうえで行う必要がある（**図17**動画）．

　いわゆるこの「フレキシブルデンチャー」は，以下のような特別な場合を除いては，**原則推奨されない**．実際の臨床で問題のない症例もないわけではないが，それは顎堤・欠損の分布・支台歯・咬合がすべて柔らかい義歯を受け止めるのに最適であったということで，決して勧められるものではない（**図18**）．下記のような症例に使用するとしても，**確実な検査・診断と，定期的なメインテナンスが欠かせない．**

適応症となる症例①　暫間義歯

　インプラントを前提とした暫間的な義歯などは，支台

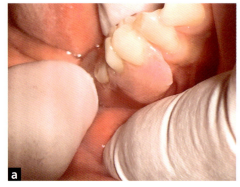 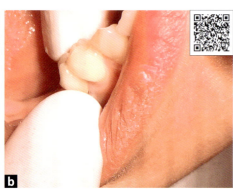

図17a, b　メタルフリーの遊離端義歯では義歯床の動きをコントロールしにくく，直接支台装置に徐々に負荷がかかる．

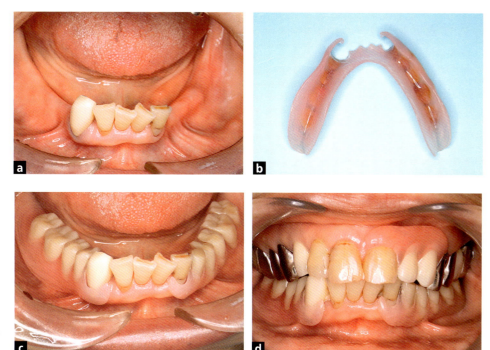

図18a〜d 5年以上使っているメタルフリーのノンメタルクラスプデンチャーであるが，とくに支台歯，義歯の動揺を認めない．これは，あくまでも特別な例で，決して勧められるものではない．

歯に前処置をしないでフレキシブルデンチャーを装着することは少なくない（**図19**）．スペースリテーナーとしてのはたらきを主として，咬合接触は中心咬合位のみとし，側方運動時の接触は避ける．**適応は中間欠損が原則である．遊離端欠損では，直接支台装置と顎堤が過重負担になるため，頻回のメインテナンスが必要**である．

①暫間義歯

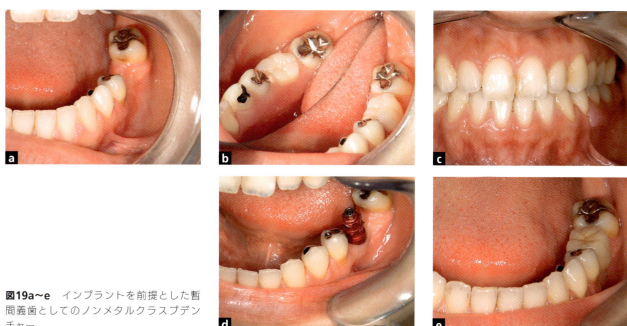

図19a〜e インプラントを前提とした暫間義歯としてのノンメタルクラスプデンチャー．

②金属アレルギー

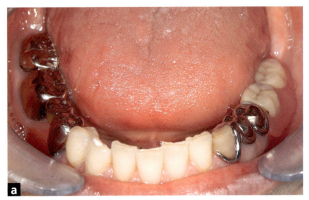
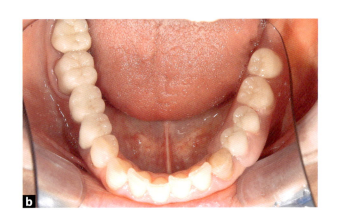

図20a,b　金属アレルギーで義歯を入れられない症例.

適応症となる症例②　金属アレルギー

　まったく金属を使わないパーシャルデンチャーとして，ノンメタルクラスプデンチャーは有用な義歯である（**図20**）．とくに**金属アレルギーの患者の場合，有効な手段**ではあるが，あくまでも長期的な保全のためにはパーシャルデンチャーの設計の考え方（→P34参照）を理解して使用すべきである．症例によっては対応できない場合もある．

　将来的には，ジルコニアやPEEKなどの義歯フレームへの応用などで強度を保持して，メタルフリーな義歯を製作できる可能性は高い[17, 18].

適応症となる症例③　前歯部の少数歯欠損

　犬歯を含まない前歯の中間欠損は審美性も要求されるため，金属を使用しないノンメタルクラスプデンチャーが適当な場合がある（**図21a〜c**）．ただし，あくまでも**垂直的な咬合力がかかりにくく，義歯床の沈下が少ないことが予想される場合**であり，欠損部の**人工歯でガイドされないことが大切**である．

適応症となる症例④　義歯に機能力の負担がかからない症例

　たとえば第一・二小臼歯の中間欠損で他にしっかりとした**咬合支持が確保されている少数歯欠損症例**で，義歯**に機能力負担がかからないと想定される場合**は，金属を使用しないノンメタルクラスプデンチャーも可能な場合

③前歯部の少数歯欠損

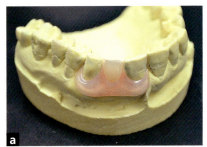
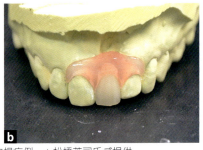
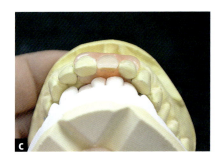

図21a〜c　大きな負荷がかからない前歯中間欠損症例．＊松橋英司氏ご提供

がある（**図22**）．

適応症となる症例⑤
審美性を優先せざるを得ない症例

機能を重視するというよりも，審美性を優先する場合は適応となりうる．金属を用いないことで，薄く軽くできるため，装着感はすぐれている．いわゆる「お出かけデンチャー」である．**スペア義歯としての使用を望む場合は，欠損の適応範囲を広げることも可能**である．ただし，使用に際しては十分説明が必要である．

適応症となる症例⑥
歯の切削（前処置）に同意が得られない症例

安定したパーシャルデンチャーを製作するためには，ほとんどの場合で前処置（歯の切削）が必要である．支台歯の傾斜が大きく，**リカントゥアリング**（→ P58参照）**が必要ではあるが，歯の切削に同意が得られない場合には，適応せざるを得ない場合もある**．ただし，歯を切削しな

④義歯に機能力の負担がかからない症例

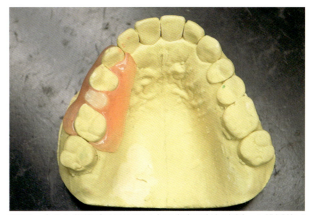

図22 大きな負荷がかからない小臼歯中間欠損症例．＊松橋英司氏ご提供

いで製作した場合のメリットとデメリットを十分説明したうえで，適応にあたっては術者が慎重に判断しなければならない．

---

point ノンメタルクラスプデンチャーの適応症は？

■始める前に，まず必要かどうか検討しよう
■レジンクラスプが適応できるか，適応しても大丈夫か？
■樹脂のみの義歯はやむを得ないときに限って！

参考文献

1. 笛木賢治，大久保力廣，谷田部優，他．熱可塑性樹脂を用いた部分床義歯（ノンメタルクラスプデンチャー）の臨床応用．日補綴会誌．2013；5：387－408．
2. 谷田部優．ノンクラスプデンチャーの適応と設計を考える．QDT．2012；37：60－70．
3. 谷田部優．ノンクラスプデンチャーは臨床のどこで使えるか？ the Quintessence．2010；29（9）：151－158．
4. 谷田部優．ノンクラスプデンチャーは部分床義歯の一翼を担うか．デンタルダイヤモンド．2010；35（7）：176－181．
5. 谷田部優．ポリエステル系樹脂製ノンクラスプデンチャーの現在．日本歯科評論．2010；70（10）：42－50．
6. 柚木﨑秀樹．ノンクラスプデンチャーによる欠損補綴：臨床の際のポイント．歯界展望．2008；111（3）：553－558．
7. 大久保力廣．ポリアミド系樹脂性 ノンクラスプデンチャーの現在：欠損補綴の一選択となりうるか．歯科評論．2010；70（10）：51－58．
8. 大久保力廣．ノンクラスプデンチャーの現状と補綴学的一考察．補綴臨床．2012；45（5）：504－514．
9. 小林茂之．ノンクラスプデンチャーの適応症と設計．歯界展望．2011；118（4）：634－641．
10. 谷田部優．ノンクラスプデンチャーの診療指針を考える．東京都歯科医師会雑誌．2016；64(19)：3-10．
11. 谷田部優．ノンメタルクラスプデンチャーの現状と課題．日本歯科医師会雑誌．2019；72(7)：45-53．
12. 谷田部優．ノンメタルクラスプデンチャーの現状　部分床義歯の選択肢として考慮すべきこと．日補綴誌．2019；11(1)：32-37．
13. 谷田部優．今知りたいノンメタルクラスプデンチャーQ&A．the Quintessence．2022；41(9)：56-75．
14. 谷田部優．ノンメタルクラスプデンチャーを有効活用するために．日本歯科評論．2022；82(12)：81-90．
15. 谷田部優．ノンメタルクラスプデンチャーの立ち位置を知る．日本歯科理工学会雑誌．2023；42(3)：133-36．
16. 大久保力廣（編著）．Q&Aでわかる　ノンメタルクラスプデンチャーできること，できないこと　第1版．CASE09 セカンドデンチャーとしての活用．東京：ヒョーロンパブリッシャーズ，2019：116-119．
17. Hagiwara Y, Nakajima K. Use of ceria-stabilized zirconia/alumina nanocomposite for fabricating the frameworks of removable dental prostheses: A clinical report. J Prosthet Dent. 2016 Aug;116(2):166-71.
18. 佐々木浩乃，濱中一平，川口智弘，田代宗，髙橋裕．PEEKの義歯用材料としての機械的性質の検討．日補綴会誌．2018；116：166-171．

PART 1　ノンメタルクラスプデンチャーのベーシック

質問 04　患者への薦め方

 ノンメタルクラスプデンチャーをどのように勧めたらよいでしょうか？

 待合室にノンメタルクラスプデンチャーのポスターを貼って関心をもってもらいましょう．大きな前処置をしないですみ，義歯を入れていると気づかれにくい義歯なのが最大のメリットです．

【くわしい解説】

　一般にパーシャルデンチャーは針金（クラスプ）でとめるものと思われている．待合室にメタルフリーのノンメタルクラスプデンチャーのポスターが貼ってあると，診療室内で自分もあのような義歯にしたいと言われることが多い．ポスターには，「入れ歯を入れていると気づかれにくい」「薄くて入れ歯を入れていないみたい」「金属アレルギーの心配がない」「汚れがつきにくいので匂わない」など，よいことばかり書かれている．普通の患者さんは義歯に多くの種類があることは知らない．待合室にこのようなポスターが貼ってあるだけで，義歯に対して興味を持ってもらえることは，大切である．

　ただし，通常のクラスプデンチャーで問題がないなら，あえてノンメタルクラスプデンチャーにする必要はない．ノンメタルクラスプデンチャーの存在は知ってもらいたいが，あえて勧めるものではなく，希望があって初めて適応を考えて始めるものと考えている．ノンメタルクラスプデンチャーの大きなメリットは，目立ちにくいという点である．アタッチメントデンチャーやミリングデンチャーなど，審美性にも配慮できる義歯は多くあるが，ノンメタルクラスプデンチャーは，大きな前処置をしないで，義歯を入れていると気づかれにくい義歯である点が最大のメリットであろう．

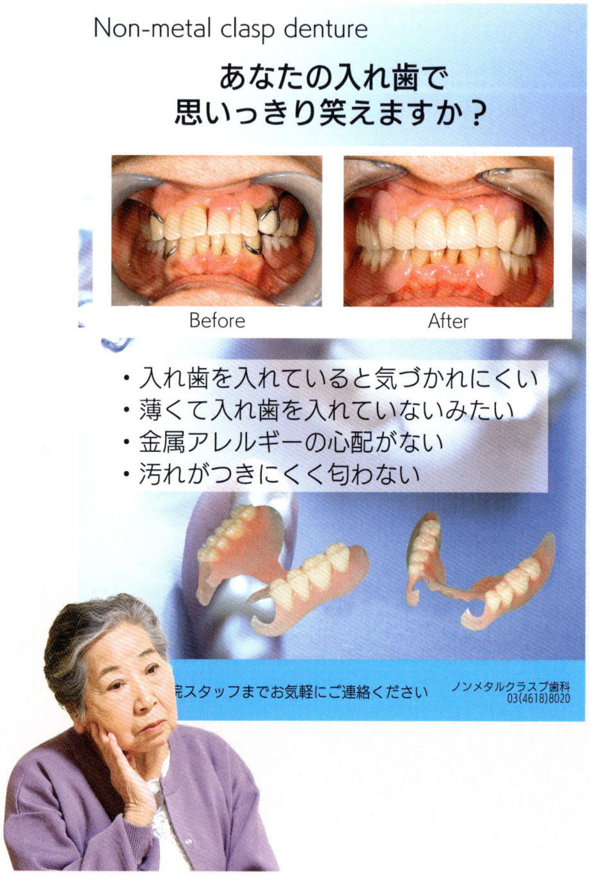

図1　ノンメタルクラスプデンチャーのポスター．

PART 2

ノンメタルクラスプ
デンチャーの
製作テクニック

CHAPTER 4

ノンメタルクラスプデンチャーの設計①
義歯設計の考え方

ノンメタルクラスプデンチャーに限らずパーシャルデンチャーの設計は，「義歯の動揺の抑制」「予防歯学的配慮」「破損の防止」「感覚・心理への配慮」に注意して製作する必要がある．このCHAPTERでは，ノンメタルクラスプデンチャーを設計するにあたって，押さえておかなければならない義歯設計の考え方を解説する．

introduction & abstract

欠損修復の大きな目的は，欠損した部分の**形態回復と機能の回復**であり，その際，**残存歯および顎堤の保全に**努めなければならない．

パーシャルデンチャーは，残存歯と欠損部顎堤粘膜に力を受け止めてもらって，上記の目的を果たす欠損修復法である．支台歯と義歯床下粘膜の被圧変位性の違いを補償するために過去に多くの設計方法が試みられてきた[1]．

1つの方法として，支台歯を保護するために，アタッチメントも含めて義歯との連結部に動きをもたせた多くの緩圧機構をもつ装置が紹介されてきた．しかし，**緩圧機構は顎堤が大きく吸収し，それに続いて支台歯が動揺する**ことが多かった．

1970年代になると，緩圧の考え方の問題点が明らかにされ，コーヌステレスコープの良好な術後成績もあり，パーシャルデンチャーの設計は緩圧から非緩圧の考え方

へ移行してきた．このような経過を経て，**現在ではパーシャルデンチャーの設計は，歯と義歯との連結を強固にして動きを抑えた設計（義歯の動揺の抑制）にすることが大切であるとされている**[2~5]．

ただし，設計を考える際は，**異物感や自然感への配慮（感覚・心理への配慮）**は欠かせない．さらに保全を考えると，**残存歯を保存する配慮（予防歯学的配慮），義歯自体の破損への配慮（破損の防止）**が必要になる[2~5]．

ノンメタルクラスプデンチャーは，義歯床と維持装置が同じ弾力性のある材料で構成されており，レジンクラスプが歯頚部を覆うため，このパーシャルデンチャーの設計の考え方と相容れない部分も多くある．しかし，ノンメタルクラスプデンチャーの適応と設計を考える前に，パーシャルデンチャーの考え方は知っておかなければならない．

4-1　設計のコンセプト①　義歯の動揺の抑制（動かない）

「移動」と「回転」を抑える

義歯床の動きは，大きく分けて「移動」と「回転」がある．移動には，垂直移動・頬舌移動・遠心移動があり，回転には，**垂直性遠心回転・水平性遠心回転・頬舌回転**があ

る[2~6]（**図1a~f**）．しかし，直接支台装置によって義歯床と連結されているため，実際には**遠心移動と3つの回転を想定して義歯の動きを抑える**ことが大切である[5,6]（**図2a, b**）．

歯は，歯根の形態から，頬舌的な回転や水平的なねじ

「移動」と「回転」を抑える

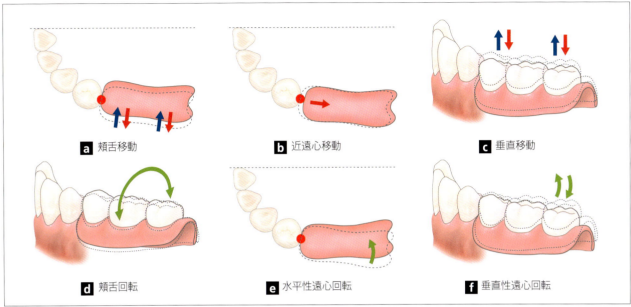

図1 a〜f　義歯の動き．＊参考文献5より引用改変

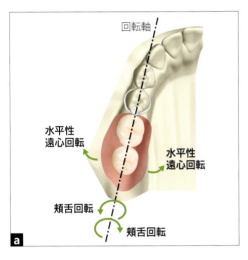

図2 a, b　注意すべき義歯の動き．＊参考文献6より引用改変

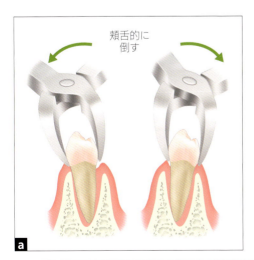
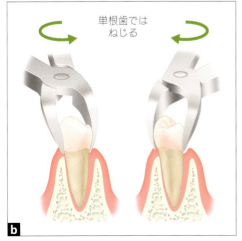

図3 a, b　歯の抜歯では頬舌的なトルクをかけて脱臼させる．単根歯ではねじりを加えると効果的である．すなわち歯は，頬舌的な回転や水平性の回転に弱い．＊堀之内康文．必ず上達 抜歯手技．東京：クインテッセンス出版，2012：56－65より引用改変

把持

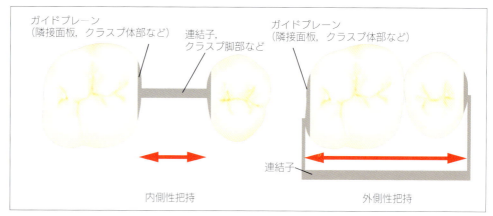

図 4 a, b 内側性把持と外側性把持.

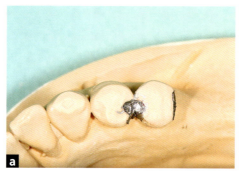
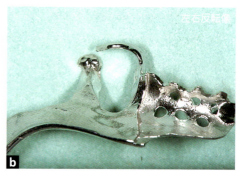

図 5 a, b 外側性把持を得るための歯冠形態修正と,それに適合するメタルフレーム.

れには弱い(**図 3 a, b**).残存歯の保全を考えると,**頰舌回転＞水平性遠心回転＞垂直性遠心回転(沈下)＞垂直性遠心回転(浮上)**の順に義歯の動きを抑えるように,義歯の設計を考えていくことが大切になる.

義歯の構成要素のはたらきには,支持・把持・維持があるが,**頰舌回転や水平性遠心回転を抑えるためには把持要素が大切**になる.**垂直性遠心回転(沈下)には支持要素が,垂直性遠心回転(浮上)には維持要素**が,それぞれの回転を抑えるためには必要である.

すなわち義歯の回転を抑えるためには,①まず有効な**把持**が得られるか,②つぎにどのように**支持**を得るか,③そして**維持**を考えるとよい.

把持

把持には**内側性把持と外側性把持**がある[5, 7, 8](**図 4 a, b**).外側性把持は,支台歯を**直接支台装置**(＝直接維持装置.欠損部に隣接する歯に設定される)で180度以上取り囲むことと,**支台歯のニアゾーンとファーゾーン**(支台歯の欠損に近い側をニアゾーン,遠い側をファーゾーンという)に設定した**ガイドプレーン**(誘導面.義歯と支台歯の間隙をなくす)によって得られる(**図 5 a, b**).また,内側性把持は,**中間欠損の欠損側同士のガイドプレーンによって得られ**

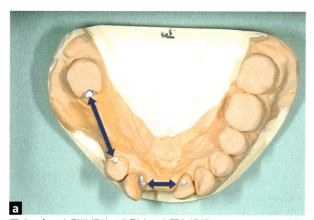
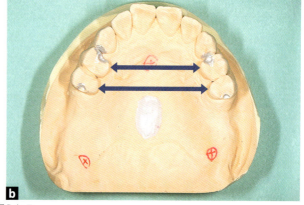

図 6 a, b 内側性把持は歯列内の中間欠損部やクロスアーチの残存歯で得られる.

る対抗作用と，クロスアーチで得られる舌側面同士の対抗作用によって得られる（図6）．

そのなかでも，直接支台装置の頬舌回転を抑えるためには，欠損歯列をみたときにクロスアーチで得られる舌側面同士の内側性把持（対抗作用）が得られるかどうかが，義歯の安定性確保のためにいちばん重要となる．この内側性把持を確実にするためには，剛性のある連結子が必要となる（図7）．**連結子の剛性がなければ，確実な把持効果は得られない**．

支持

支持要素のもっとも重要なはたらきは，残存歯と義歯の構成要素の垂直的な位置関係が長期にわたって変化がないようにすることである（図8 a, b）．義歯の**支持要素としてもっとも効果があるのはレストであるが，把持部も少なからず支持要素としてはたらく**．とくに把持部に剛性があり，歯面を囲うほど支持効果は高くなる．また，遊離端義歯では義歯床も重要な支持要素になる．

維持

一般的なパーシャルデンチャーの維持は，クラスプの弾性を利用しており，使用する材料と鉤尖部のアンダーカット量で維持力が決まる．現在のパーシャルデンチャーの維持の考え方は，**支持と把持で安定性を確保し**

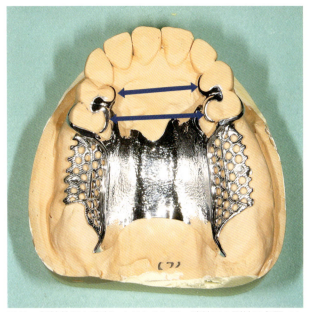

図7 把持効果を確実にするためには，連結子の剛性は必要である．

たならば，維持力は必要最小限にすべきという考え方である（図9）．

維持力は，金属・樹脂・ゴム材などの弾性・磁力・摩擦，リーゲル（リーゲルテレスコープのレバー部）や着脱方向変更によって得られる剛性のある維持があるが，弾性を利用したものは長期的に維持力の低下が認められる．そのため弾性を利用したものは，弾性限界を考慮して，できるだけ維持力は小さいほうがよい（→さらに CHAPTER 5 で解説）．

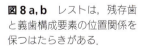

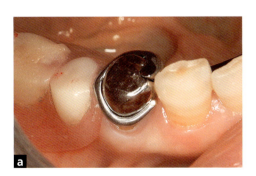

図8 a, b レストは，残存歯と義歯構成要素の位置関係を保つはたらきがある．

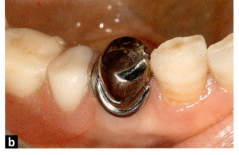

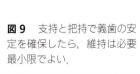

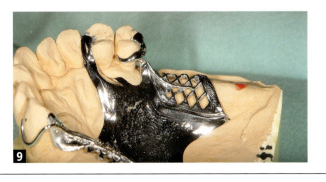

図9 支持と把持で義歯の安定を確保したら，維持は必要最小限でよい．

4-2 設計のコンセプト② 予防歯学的配慮（汚さない）

残存歯の保全のためにプラークコントロールを含めたセルフメインテナンスが大切であることはいうまでもない．パーシャルデンチャーを設計するうえでは，セルフメインテナンスしやすくするための設計上の配慮が大切である．

構造物は歯頸部からできるだけ離す

辺縁歯肉に対しての機械的刺激や汚染を考慮すると，**義歯の構造物は歯頸部から十分離すことが原則**である．とくに**大連結子（パラタルバー，リンガルバーなど）は，上顎では6〜7 mm，下顎では3〜4 mm離す**ことが基本である[9]（**図10a, b**）．義歯床の辺縁も歯頸部から離すように外形に配慮することが大切である．

歯頸部には金属で接する

欠損に隣接する残存歯の辺縁歯肉は，義歯構造物によって歯頸部周囲を汚染させないためにも，吸水性のあるレジンで辺縁歯肉に接するのではなく，**プラークが付着しにくい金属で接することが原則**である（**図11**）．

ただし最近の研究では，歯頸部を義歯構成要素で覆っても歯周病原菌が増えるとはいえないことがわかっている[10]．また，メタルフレーム内面にもプラークが付着する（**図12a, b**）ため，**大切なのは義歯の適合とセルフメインテナンス，プロフェッショナルケア**である．

小連結子（義歯床とクラスプやレストを連結している金属部）と歯の間に空隙ができたり，隣接面板と小連結子との間を十分開放することができなかったりする場合は，むしろ歯頸部を義歯の構成要素で覆ってしまったほうがよい（→さらにくわしくCHAPTER 6で解説）．

構造物は歯頸部からできるだけ離す

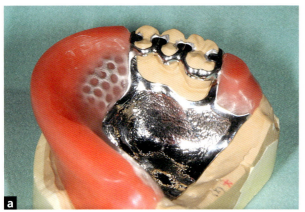
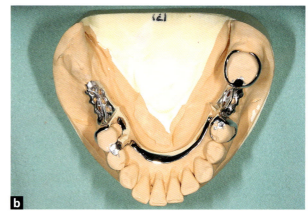

図10a, b 予防歯学的配慮から義歯の構造物は原則として歯頸部から離す．

歯頸部には金属で接する

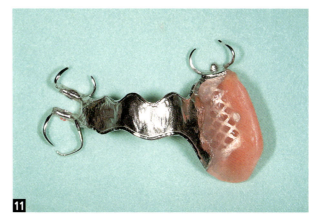

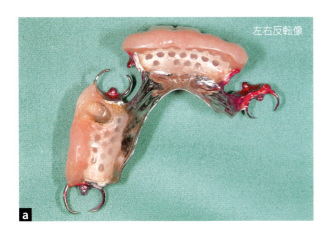

図11 予防歯学的配慮から歯頸部は金属で接するようにする．
図12 a, b 金属であってもプラークは付着する（赤く染色された部分）．義歯の適合とセルフメインテナンスが大切である．

4-3 設計のコンセプト③　破損の防止（壊れない）

　義歯を動かないようにすればするほど，粘膜と歯の被圧変位の差から，大連結子（パラタルバー，リンガルバーなど）・小連結子・レストなどへの負担が大きくなるため，**金属構造物による強度の確保が必要**である（**図13**）．
　また，破折の起点にならないようにするため，**応力が集中しやすい部位は，できる限り丸みをもたせるように設計**する（**図14**）．
　クラスプなどのように弾性によって維持力を発揮させる構成要素は，繰り返しの動きに対して疲労が起こるため，**弾性限界近くでの使用はできるだけ避ける**ほうがよい．＊さらにくわしく CHAPTER 7 で解説

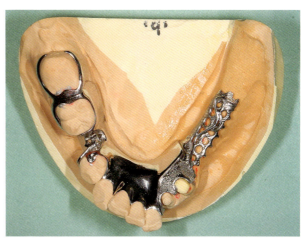

図13 義歯の動きを止めるように設計するほど破折のリスクが高くなるため，金属構造物による強度の確保が必要になる．

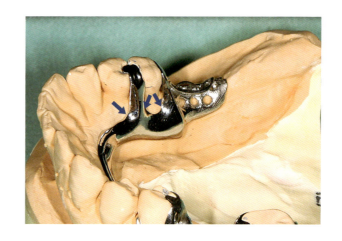

図14 メタルフレームも応力集中しやすい部位（矢印部）は曲線にする．

4-4 設計のコンセプト④ 感覚・心理への配慮（気にならない）

　パーシャルデンチャーはその構造上，欠損した歯を補うために，維持装置であったり，連結子であったり，義歯床であったり，多くの付加的な要素が必要になる．**われわれ術者にとっては必要不可欠なものであっても，患者にとっては異物以外の何物でもない**．

　したがって，設計するときに上記の**設計要件を満たしたうえで，感覚や心理への配慮が必要**になる．つまり，違和感・発音・審美性といった咀嚼機能以外の患者の満足度に反映する部分へ，どのように対応できるかが求められている．

違和感への対応

　義歯の違和感のほとんどは，舌側・口蓋側の義歯床の厚さ・長さからくるものである．とくに**上顎の義歯床の後縁が長かったり，臼後結節の口蓋側斜面の義歯床が厚かったりすると，咽頭反射を起こす**場合がある[11]（**図15**）．連結子は左右対称に走行させて，薄く，幅広くする（**図16a, b**）．

　パーシャルデンチャーでは後縁封鎖を期待することはほとんどないため，義歯の安定に配慮したうえで義歯床の後縁を短く，薄くする．ただし**義歯床の辺縁は，あく**

違和感への対応

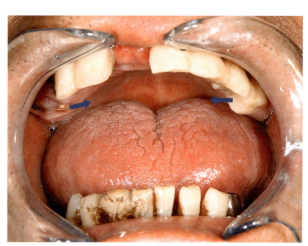

図15 咽頭反射を起こしやすい患者は，安静時の舌位が高く，臼後結節の口蓋側斜面の義歯床が厚いと義歯を入れていられない．

までも柔らかい粘膜上に境界を設定する必要がある．違和感や異物感は一般的に１週間程度で慣れてくるものである[12,13]．義歯床を小さくする場合でも，少しずつ行うことが大切である．

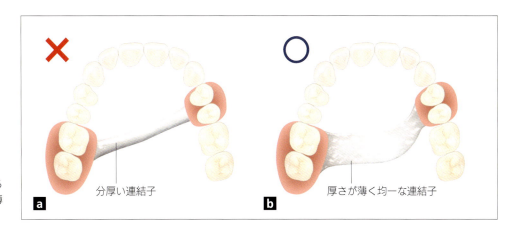

図16 a, b　連結子はできるだけ左右対称に走行させ，薄く幅広くする．

a 分厚い連結子
b 厚さが薄く均一な連結子

発音への対応

　義歯床が口蓋側を覆うことによって舌運動が阻害されて，発音に障害を与える（**図17**）．母音では「i」音で，子音では「s」「t」「d」「z」「l」音で舌が歯茎・（硬）口蓋に近づき，「k」「g」音で舌が（軟）口蓋にもっとも近づくため，発音障害を受けやすい[12,13]．とくに「**キ**」「**ギ**」音は，**口蓋の臼後結節の口蓋側斜面部が厚いと，発音しにくくなる**．「**チ**」や「**シ**」音は**口蓋側小臼歯部から前歯部にかけての義歯床の厚さによって発音障害を起こしやすい**．

　発音障害は，一般的には新義歯を装着しても1〜3日で順応し，1週間弱で発音困難感は解消されるといわれているが，設計の際に位置・厚さに注意を払うことも必要である[12,13]．

発音への対応

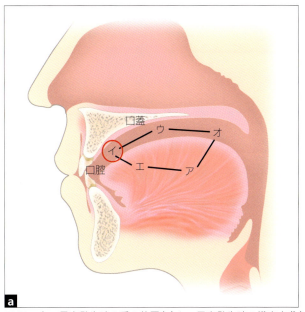
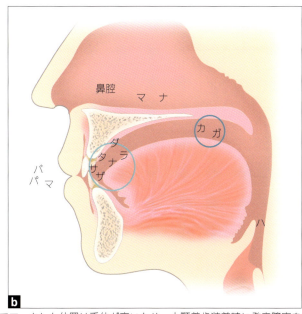

図17 a, b　母音発生時の舌の位置（**a**）と，子音発生時の構音点（**b**）．○でマークした位置は舌位が高いため，上顎義歯装着時に発音障害を生じやすい．＊秀島雅之，松浦博．義歯と発音機能：音声認識システムによる発語明瞭度の客観的評価．東京都歯科医師会雑誌 2013；61（1）：4-13より引用改変

連結子の走行が第二小臼歯から第一大臼歯の間にあると，発音障害を起こしにくい（**図18**）．

審美性への対応

小臼歯より前方の歯は，メタルクラスプであれば外観に触れやすい．設計する際に**クラスプを遠心から近心に走行**させたり，**ワイヤークラスプを用い**たり，Iバークラスプのように**インフラバルジクラスプ（歯肉形クラスプ：鉤腕が支台歯の歯肉側からアンダーカット域に到達するクラスプ）を用い**たりすると，審美性に配慮できる（**図19**）．

支台歯をクラウンにしたミリングデンチャーやアタッチメントデンチャーにしたり，コーヌステレスコープデンチャーやオーバーデンチャーにしたりすれば，より審美性は高くなるが，歯の切削量は大きくなる（**図20a, b**）．

一方で，ノンメタルクラスプデンチャーのレジンクラスプは，歯の切削量が少なく，審美性に配慮したパーシャルデンチャーの選択肢の1つになっている（→さらにくわしくCHAPTER 8で解説）．

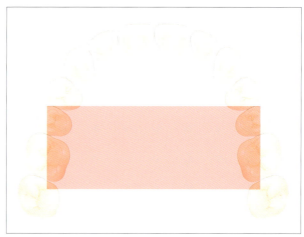

図18 発音に影響を受けにくい大連結子の走行部位は，第二小臼歯から第一大臼歯の間である．連結子は左右対称に走行させる．

審美性への対応

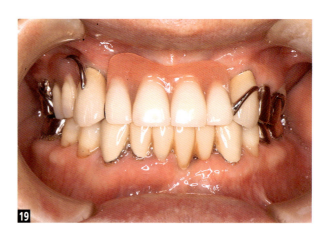

図19 外観に触れる部位で，メタルクラスプの肩ができるだけ見えないようなクラスプを選択する．近心から遠心に向かうクラスプの走行は，外観に触れやすい．＊犬飼周佑先生の厚意により提供

図20a, b 外観に触れる部位にメタルクラスプを設定せずにアタッチメントやオーバーデンチャーにすることで，審美性の改善はできるが，歯の切削量は多くなる．

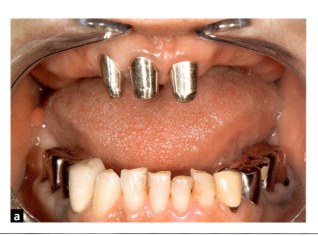
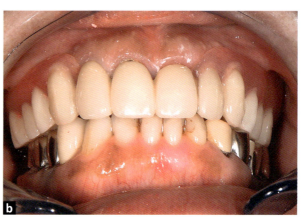

point ノンメタルクラスプデンチャーの設計のコンセプト

■ノンメタルクラスプデンチャー・パーシャルデンチャーは，「動かない」「汚さない」「壊れない」「気にならない」ように設計する．

参考文献

1. 藍 稔. パーシャルデンチャーの考え方と変遷. 補綴臨床別冊, 1987：7－18.

2. 五十嵐順正, 若林則幸. パーシャルデンチャーを得意になろう. 東京：ヒョーロンパブリッシャーズ, 2013.

3. 五十嵐順正, 岡崎定司, 馬場一美, 谷田部優・編. 患者に喜ばれるパーシャルデンチャー. 東京：デンタルダイヤモンド, 2012.

4. 谷田部優. 1歯欠損から1歯残存まで補綴する Best Denture Design. 東京：デンタルダイヤモンド, 2015.

5. 大山喬史・編. パーシャルデンチャーアトラス デザイン理論と臨床：遊離端義歯を中心に. 東京：医歯薬出版, 2005.

6. 中沢勇. 部分床義歯. 京都：永末書店, 1981：49－56.

7. 西山暁, 五十嵐順正. 臨床のヒント ガイドプレーン利用していますか？ 東京医科歯科大学歯科東京同窓会報 2006；157：25－31.

8. 中村輝保, 南一郎, 風間龍之介, 五十嵐順正. 若手歯科医師のためのはじめてのパーシャルデンチャーの設計. QDT. 2009；34：64－75.

9. Carr AB, Brown DT. MacCracken'S removable partial prosthodontics 12th ed. St.Louis：Mosby, 2011：29－55.

10. 青藍一郎, 若林則之, 五十嵐順正. リンガルバーVS リンガルプレート（レジンアップ）を細菌学的に比較する. QDT. 2012；37(10)：42－49.

11. 谷田部優, 犬飼周佑. もう「邪魔」といわれないパーシャルデンチャー. QDT 2013；38(4)：33－44.

12. 覚道幸男. 床義歯の生理学. 東京：学建書院, 1991：213－259.

13. 秀島雅之, 松浦博. 義歯と発音機能：音声認識システムによる発語明瞭度の客観的評価. 東京都歯科医師会雑誌. 2013；61(1)：4－13.

PART 2　ノンメタルクラスプデンチャーの製作テクニック

質問 05　レストの設計

ask パーシャルデンチャーを設計する場合，レストがいちばん大切ではないですか？

answer まずは前頭面あるいは咬合面からみた水平的な義歯の動きを抑えることを第一に考えるべきです．把持鉤腕や義歯床は，レストよりも義歯の動きを抑えるために重要で，まずは，把持要素によって義歯を安定させ，支台歯に為害作用を及ぼす側方力を軽減させることができるか否かが，成功させる鍵になります．

【くわしい解説】

ほとんどの教科書では，支持，把持，維持の順番で設計するように書かれている．たしかに義歯が安易に沈下してしまうような設計では問題があるため，支持は重要である．

しかし，パーシャルデンチャーの設計でいちばん重要視されているのは，レストの配置と数である．たしかにレストの効果は大きいが，矢状断面でみた上下の動きの制御が主となる．本書で示したように，支台歯にもっとも負担がかかる動きは，頬舌的な義歯の動きである．したがって，パーシャルデンチャーを設計する際には，まずは前頭面あるいは咬合面からみた水平的な義歯の動きを抑えることを第一に考えるべきであると考えている．

遊離端義歯の場合，レストを水平面上で多角形に配置したとしても，遊離端側と反対側のレストは，ほとんどの場合に浮き上がる．直接支台装置のレストであっても力のかかる位置によっては，浮き上がる場合があることを考えて設計すべきである．

支持に関しては，サベイライン上にある把持鉤腕や義歯床も支持に関与する．そのため，把持鉤腕や義歯床は，レストよりも義歯の動きを抑えるために重要で，まずは，把持要素によって義歯を安定させ，支台歯に為害作用を及ぼす側方力を軽減させることができるか否かが，パーシャルデンチャーを成功させる鍵になると考えている．

参考文献
1. 谷田部優．パーシャルデンチャー設計のための基本要件．In：亀田行雄，遊亀裕一（編）．歯科技工別冊　人生100年時代のパーシャルデンチャー，医歯薬出版，2023．

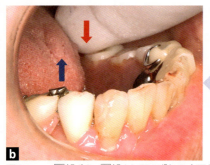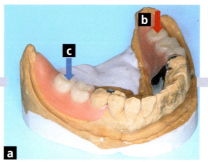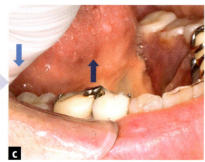

図1a〜c　「7部（b），7部（c）のいずれの人工歯を押しても，5部のレストが浮き上がっている（義歯装着6年後）．＊参考文献1より転載

CHAPTER 5
ノンメタルクラスプデンチャーの設計②
義歯が動かないようにするために

ノンメタルクラスプデンチャーといえども，原則はパーシャルデンチャーの設計の考え方に則って行う必要がある．とくに義歯の動きを抑えることは，機能の回復と残存歯の保全のために大切である．このCHAPTERではノンメタルクラスプデンチャーを設計するにあたって，どのように動きを止めることを考えたらよいかについて解説する．

introduction & abstract

レジンクラスプ自体には，維持効果とともに弱いながらも把持効果があるため，咬合支持・支台歯・顎堤・咬合力などの条件が整っていれば，ある程度の期間は機能することも少なくない．しかし，**金属構造物のない剛性のないノンメタルクラスプデンチャーは，機能時にさまざまな動きが起こる**[1]（**図1**）．この動きはとくに遊離端義歯では大きく，結果的に直接支台装置や顎堤に過重負担が起こる．

さらに把持の効果が十分でないレジンクラスプでは，人工歯部への機能負担が続くことによって，しだいに義歯と支台歯の位置関係がずれることにもなる．また，これら頰舌的・水平的な動きによってレジンクラスプの弾性疲労が起こり，維持力の低下をまねくことになる．

CHAPTER 4で述べたように，残存歯や顎堤の保全を考えた場合には，ノンメタルクラスプデンチャーは動かないように設計しなければならない．そのために対合関係，咬合力，支台歯や顎堤の状態を十分把握して，設計を考えなければならない．

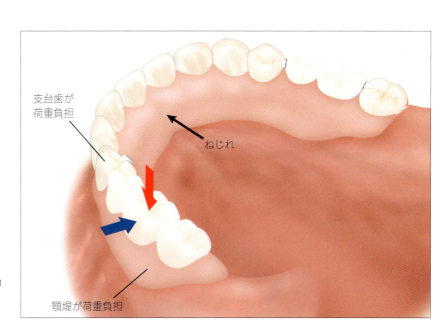

図1 連結子に剛性のない義歯は，機能力によって支台歯と顎堤が過重負担になり，反対側には力が伝達されない．

5-1 義歯が動かないようにするための指針① 回転・移動を抑える

ノンメタルクラスプデンチャーの回転と移動を抑えるためには把持効果が十分でなければならないことは，すでにCHAPTER 4で述べたが，把持効果には「外側性把持」と「内側性把持」を分けて考えなければならない（→P36参照）．それぞれの効果を発揮するために気をつけるべき事柄について解説する．

片側設計のリスク

片側遊離端欠損で，レジンクラスプの延長腕鉤（支台歯の隣接歯まで延長したクラスプ）にして，片側設計にしている症例をよく見かける．機能時に義歯が水平性の遠心回転をすると，**延長腕鉤の前方部は歯面から離れる**[2]（**図2**）．レジンクラスプのように剛性のないクラスプは把持効果が不十分なため，**結果的に直接支台装置の支台歯のみが過重負担**になる．これは頰舌回転でも同様である．

外側性把持

把持効果が十分でないレジンクラスプでは，**義歯の沈**

回転・移動を抑える

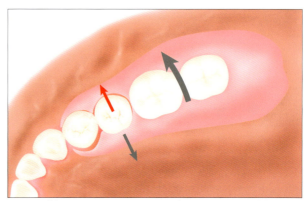

図2 剛性のないノンメタルクラスプデンチャーは直接支台装置の支台歯のみに負荷がかかる．

下によって支台歯から離れて，義歯が遊離端欠損側に移動する可能性がある[1]（**図3**）．

そのためにも片側・両側欠損にかかわらず**遊離端欠損症例では，剛性のある金属構造物により近遠心的な把持**

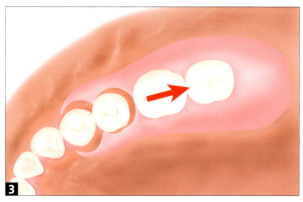

図3 レジンクラスプは外側性把持が確実でないため，遊離端側に移動するリスクがある．
図4a レジンクラスプでは十分な把持が得られないため，金属構造物による頰舌的な把持効果を確保する．ワイヤーの把持効果はやや弱い．
図4b レジンクラスプでは十分な把持が得られないため，金属構造物による頰舌的な把持効果を確保する．

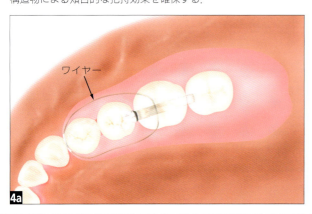

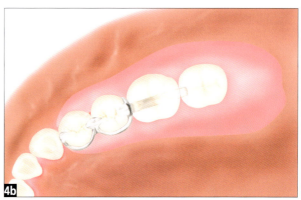

CHAPTER 5　ノンメタルクラスプデンチャーの設計②　義歯が動かないようにするために

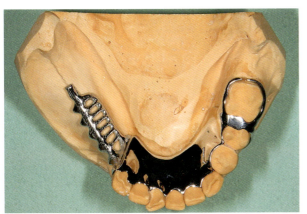

図5　遊離端義歯の回転をおさえるためには，連結強度の確保がかかせない．

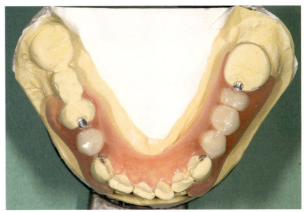

図6　支台歯の条件にもよるが，両側性の中間欠損では樹脂による連結子も可能である．

効果を確保して，義歯が回転・移動しにくいように設計する必要がある．

片側遊離端欠損症例を片側で設計する場合は，直接支台装置の支台歯が過重負担にならないように**支台歯を連結するか，金属構造物による頰舌的な把持効果を確保す**る必要がある（**図4 a, b**）．

連結子の強度の確保

内側性把持がクロスアーチで得られれば，義歯の頰舌回転や水平性の回転を抑えることができて，支台歯への直接の負荷が軽減される（→P36参照）．ただし，同時に両側をつなぐ連結子に剛性がなければ，内側性把持の効果はないに等しい．したがって，**遊離端義歯の回転を抑えるためには，連結子の強度の確保が欠かせない**（**図5**）．

一方，両側性の中間欠損の場合は，支台歯に為害性を及ぼすような頰舌回転や水平性の回転は起こりにくいため，連結子が必ずしも強固でなくてもかまわない．支台歯の条件にもよるが，**両側性の中間欠損では樹脂による連結子も可能である**（**図6**）．

5-2　義歯が動かないようにするための指針②　沈下を抑える

レスト

義歯の沈下に対してもっとも抵抗する義歯の構成要素はレストである．レジンクラスプは剛性がないため，**レストがない設計では，次第に義歯は沈下して，レジンクラスプが辺縁歯肉を圧迫する**ようになる[3〜5]（**図7 a, b**）．顎堤粘膜と異なり，辺縁歯肉は弱い圧迫でも炎症を起こす可能性が高い．

レストがないと，レジンクラスプへの負担が大きくなり，レジンアームが破折したり，変形したりする可能性がある（**図8 a, b**）．ただし，**樹脂によるレストはほとんど効果がなく**，義歯の沈み込みに抵抗することはない[6]（**図9**）．したがって，確実な支持を得るためには，現在のところ**金属によるレストが不可欠**である．

レストの形態と強度

メタルクラスプの場合，肩部の把持腕が支持の効果もあり，レストにかかる負荷はある程度分散されるが，レジンクラスプの場合，把持効果が弱いため，義歯の沈下に対してレストにかかる負荷は大きい（**図10**）．したがっ

047

沈下を抑える

①レスト

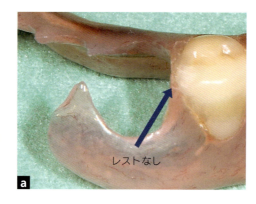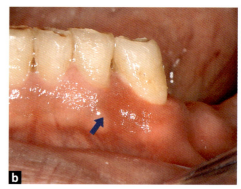

図7 a, b レジンクラスプは把持効果が不十分なため，レストがないと早期に義歯は沈下する．

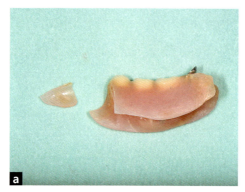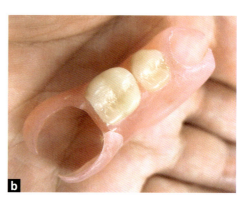

図8 a, b レストがないとレジンクラスプに負荷がかかり，変形や破折を起こす．

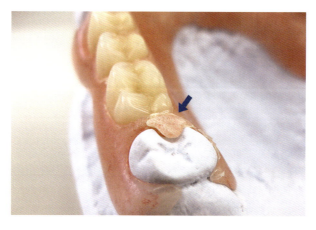

図9 樹脂のレストは義歯の沈下をおさえる効果はほとんどない．

て，**メタルレストの形態と強度には十分配慮しなければならない**（**図11a, b**）．金属レストを使用しても**適切な位置と形態でなければ沈下に抵抗できずにずれる**．

また，遊離端義歯では把持効果が十分でなければ遠心にずれる可能性がある[1]（**図12**）．顎堤の傾斜や歯列全体の把持効果をみて判断することになるが，**原則的には近心にレストを付与するほうがよい**（**図13**）．連結強度が十分でない場合，遠心にもレストを設定する必要がある（**図14**）．

レストの剛性

また，メタルクラスプ以上に**レストの剛性には注意を払う必要がある**．舌側鉤腕がメタルクラスプではない場合の**上顎前歯のレストでは，側方力への抵抗も期待した**レストの形態に配慮するとよい（**図15**）．とくに，**遊離端欠損での前歯のレストは，基底結節レストが有効**である（基底結節：前歯の舌側面で，歯肉に近い盛り上がった部分）．天然歯でレストの幅が十分確保できない場合は，**硬質レジン充填により基底結節レストをつくることも一法**である（**図16a〜c**）．

②レストの形態と強度

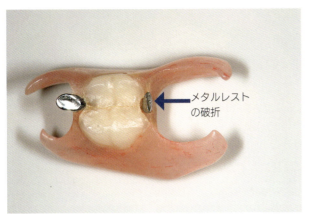

図10 レジンクラスプは把持効果が弱く，レストにかかる負荷は大きい．十分な強度が必要である．

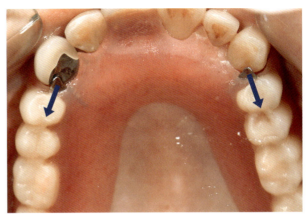

図12 遊離端義歯では把持が十分でないと，義歯は遊離端側にずれる．

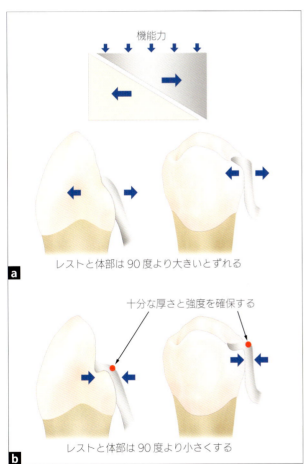

図11a, b レストの基本形態．機能力に対してずれないように，きちんと歯を把握する．＊Rudd RW, Bange AA, Rudd KD, Montalvod R. Prepareing teeth to receive a removable partial denture. J Prostho Dent 1999；82(5)：536-549より引用改変

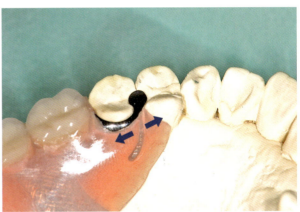

図13 遊離端義歯の遠心移動を防ぐために，近心ガイドプレートとレストは効果的である．

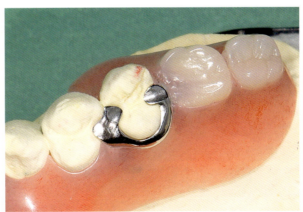

図14 連結強度が十分でない場合は，遠心にもレストを追加する．

③レストの剛性

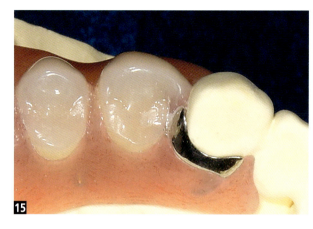

図15 レジンクラスプの剛性が弱いことから，上顎前歯のレストは側方力に抵抗するように延長する．

図16a〜c 遊離端欠損での前歯のレストは，基底結節レストが有効である．天然歯の場合，ガイドに注意してレジン充填で基底結節レストをつくることも一法である．

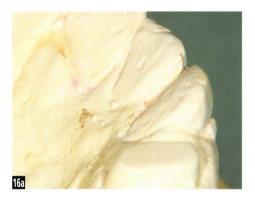
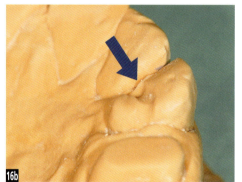
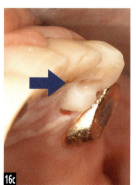

5-3 義歯が動かないようにするための指針③　離脱に抵抗する

　レジンクラスプは，金属のクラスプと比較すると，弾性率が低いため着脱時の支台歯への負担は少ないが，逆に弾性限界が低く，維持力が低下しやすい．したがって，設計に際しては，レジンクラスプに負担をかけない配慮が必要である．

メタルクラスプとレジンクラスプの維持力の発生の違い

　メタルクラスプ（ex. エーカースクラスプ）は，鉤尖のアンダーカット領域に入った部分で維持力を発生する．一方，レジンクラスプの場合は，クラスプ全体がアンダーカット領域を取り囲むことで維持力を発生する（**図17a, b**）．メタルクラスプとレジンクラスプの維持力発現機構の大きな違いは，最大維持力が発揮される部位がクラスプの先端か，肩部の歯頸部寄りかの違いになる[7]（**図18**）．メタルクラスプの場合は，材質や鉤腕の長さ・幅・厚さ・アンダーカット量と鉤腕の長さが維持力に影響を及ぼし，着脱時には鉤尖は接している．一方，**レジンクラスプの場合は，アンダーカット領域に入って接している部分が多く，維持力の規定が難しい．肩部に大きなアンダーカットがあると，着脱時には鉤尖は歯面から浮き上がり，レジンクラスプの破折や変形，維持力の低下を引き起こす**（**図19**）．

　またレジンクラスプは，維持力の発生の仕方がインフラバルジクラスプ（歯肉型クラスプ：鉤腕が支台歯の歯肉側からアンダーカット域に到達するクラスプ）と似ており，杖つき効果（tripping action[8]）が起こりやすい（**図20**）．維持力は顎堤の形態とも関係しており，**歯槽堤が発達して**

離脱に抵抗する

①メタルクラスプとレジンクラスプの維持力の発生の違い

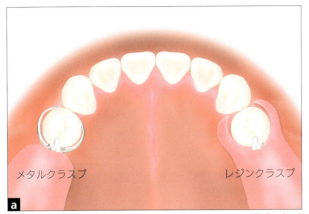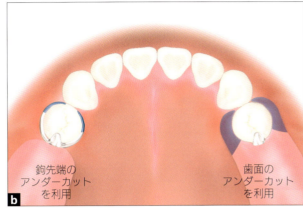

図17a, b メタルクラスプは，鉤尖のアンダーカット領域に入った部分で維持力を発生する．それに対してレジンクラスプの場合は，クラスプ全体がアンダーカット領域を取り囲むことで，維持力を発生する．

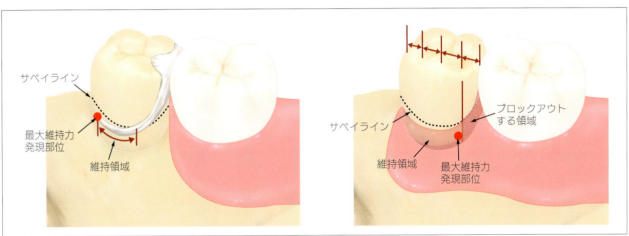

図18 エーカースクラスプとレジンクラスプの維持力発現機序はまったく異なる．

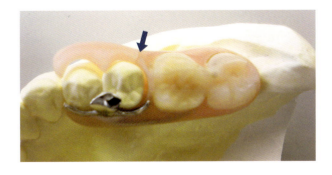

図19 肩部での大きなアンダーカット（矢印部）はレジンクラスプの変形や破損をまねく．

図20 レジンクラスプの角度と杖つき効果(tripping action)．レジンクラスプはインフラバルジタイプのバークラスプに似た維持力発生挙動を示す．
D－E：アンダーカットでの接線．
A：最大の tripping action(push type)．
B：A より弱いが F より強い tripping action (push type)．
C：ほとんど tripping action なし (drag type)．
F：咬合平面に垂直なバーはほとんど tripping action なし (push type)．
＊Stone ER. Tripping action of bar clasps. JADA 1936；23：596-617より引用改変

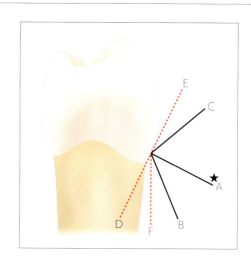

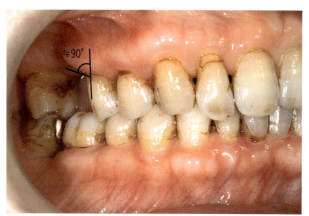

図21a 歯槽堤が発達しているレジンアームが歯面に接する角度が90°に近くなり，外しにくくなる．PUSH TYPE の維持力発現機構に近い．

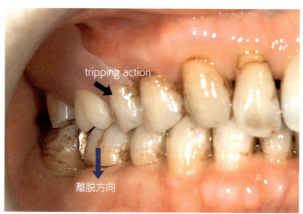

図21b 維持力は，アンダーカットにあるクラスプの位置と，歯槽堤の形態に関係する．

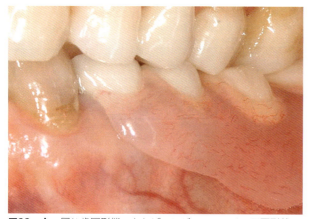
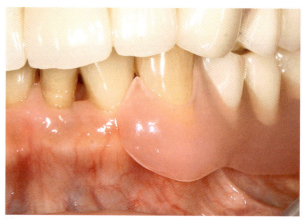

図22a, b 同じ歯冠形態であれば，レジンアームは，平面形状より曲面形状のほうが維持力の持続的な安定が得られる．

いる症例では維持力が強くなりすぎる(**図21**)．
　また，維持力の発現は，歯冠の豊隆ばかりでなく，歯槽堤の形態にも関わっており，未だに維持力の数値化ができていない．すなわち，経験に頼っているのが実情であるが，歯頸部歯肉を覆うレジンクラスプの形状によっても維持力の経過に違いが出る．同じ歯冠形態であれば，サベイライン上にレジンクラスプの下縁がある平面的な形状よりも歯頸部歯肉を曲面的に覆う形状のほうが安定した維持力が得られるようである(**図22**)．

支台歯のアンダーカット

適切なアンダーカット量については、はっきりとしたエビデンスはない。ただ、レジンクラスプの厚さが1mmの場合、バルプラストのような柔らかい材料は維持力と耐久性の点からアンダーカットが0.5mm以上必要で、逆にポリカーボネート系のように硬い材料は0.25mm程度のほうがよい、との報告もある[9]。また、エステショットブライトを用いたクラスプの疲労試験では、0.75mmのアンダーカットでは破壊が起こり、0.50mmのアンダーカットでは18,000サイクルに耐えたとの報告がある[10]。

材料の剛性やレジンアームの幅・長さ・厚さによっても変わるが、1,300〜2,000MPa程度の弾性率をもつ材料であれば、**歯面全体に0.25〜0.5mm程度のアンダーカットが歯頸側3分の1に分布するようなサベイラインが適当であろう**（図23）。**着脱時にクラスプの尖端が歯面から2mm以上離れてしまうと、クラスプに疲労が起こってしまうので好ましくないと考える。**

支台歯がこの条件に合うことはほとんどないため、**支台歯のリカントゥアリングを行うことを前提に設計を考える必要がある**。肩部に相当する部分のアンダーカットが大きく、**サベイラインが高い場合は、歯を切削するかコンポジットレジン充填により歯冠形態を修正**する（図

②支台歯のアンダーカット

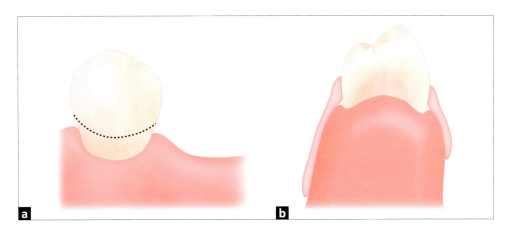

図23a, b 頬側レジンアームは、歯冠の歯頸側3分の1に必要なアンダーカットが分布することが理想である。

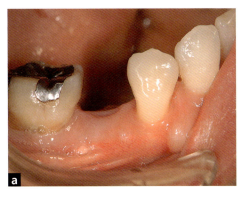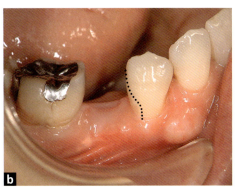

図24a, b クラスプの肩部に相当する部分のアンダーカットが大きく、サベイラインが高くなるため、隣接歯頸側にコンポジットレジン充填を行い、歯冠形態を修正した。

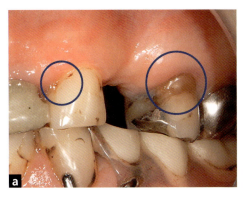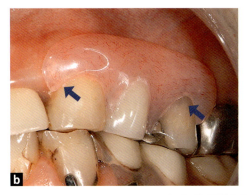

図25a, b 歯頸部の楔状欠損やう蝕は事前に充填する。

24a, b)（→ P58参照）．

歯頸部に楔状欠損やう蝕が認められる場合はあらかじめ充填し，レジンクラスプが適合するようにしなければならない（**図25a, b**）．

後方支台歯の近心アンダーカット

中間欠損で最後方支台歯が近心傾斜している場合，**傾斜している歯の近心のアンダーカットを利用して，義歯を回転装着**することによって，義歯の離脱に抵抗できる[1,11]（**図26a~c**）．回転装着は2歯以上の中間欠損症例で有効である．欠損側のアンダーカットを利用する歯のレジンクラスプは維持腕ではなく，変形や破損が起こりにくい把持腕がよい．

図26a~c 2歯以上の中間欠損で最後方支台歯が近心傾斜しているときは，回転装着を考える．

回転装着義歯とする場合は，最後方支台歯の近心部のアンダーカットが少なくなるように，着脱方向を決める．ただし，前方支台歯の遠心部のアンダーカットが大きくなりすぎると死腔が増えてしまうため，遠心部のガイドプレーンを着脱方向に合わせて修正する（**図27**）．着脱

③後方支台歯の近心アンダーカット

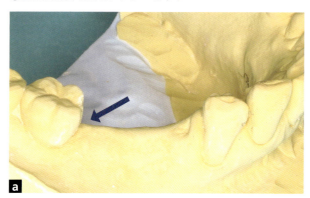

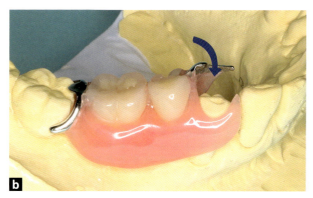

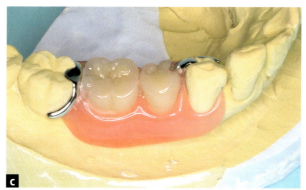

図27 a~d 回転装着義歯の前処置．**a**：咬合平面に垂直な着脱方向ではニアゾーンにアンダーカットができる（赤矢印）．**b**：最後方支台歯のニアゾーンのアンダーカットを少なくするように，着脱方向を変更する（赤矢印）．**c**：前方支台歯のアンダーカットを**b**で決めた着脱方向に合わせるようにガイドプレーンを形成する．**d**：ガイドプレーンは曲面に形成し，削除量を少なくし，接触面積を増やす．

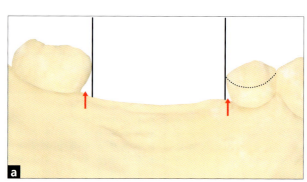
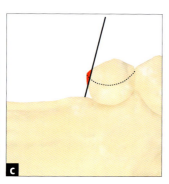
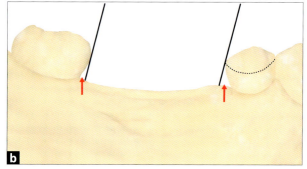
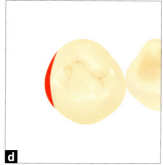

④舌側のアンダーカット

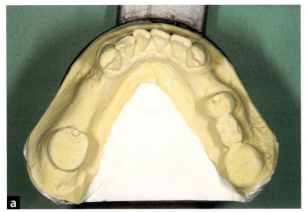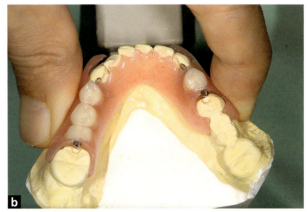

図28a, b 両側性の中間欠損では，義歯をたわませて挿入し，舌側のアンダーカットを利用することもできる．

方向は，前方支台歯の削除量も含めて検討する．

舌側のアンダーカット

両側性の中間欠損の場合，義歯の**連結子をわずかにたわませて舌側のアンダーカットを利用**することが可能である[1]（**図28a, b**）．この場合は**大連結子の変形を利用しているため，金属は使用しない**．樹脂の弾性率によって利用できる舌側のアンダーカットの大きさは変わるが，極端に舌側に傾斜した歯は適応ではない．

効果的に舌側のアンダーカットが利用できる場合は，**頰側のレジンアームは把持腕程度の長さで十分**である．

遊離端欠損に隣接する支台歯の遠心部のアンダーカット

遊離端部が浮き上がる動きに抵抗させるため，遊離端欠損に隣接する支台歯の遠心のアンダーカットを利用する．

レストとガイドプレーンにより着脱方向を規制し，把持効果をあげた場合は，遊離端欠損に隣接する支台歯の遠心にアンダーカットがあると着脱できない．**支台歯の遊離端側の隣接面で0.25mm程度のアンダーカットを利用**[1,11]するため，このアンダーカットがなくなる程度まで模型を前方に傾ける（**図29**）．近心にガイドプレーンを設定する場合はこの着脱方向に対して形成する（**図30**）．

両側遊離端欠損の場合は，直接支台装置のレジンクラスプの適合がよければ，支台歯遠心の接触面が適合していれば，義歯の離脱に有効にはたらく（**図31a, b**）．

前歯の傾斜に合わせた着脱方向の決定

前歯の唇側傾斜が大きく，臼歯の歯軸と異なる場合，義歯の着脱方向を前方挿入にすることで，サベイラインを低く設定でき，維持部にかかる負荷も少なくなる[1]（**図32a~d**）．機能時の離脱方向は挿入方向と異なるため，確実な維持力が得られる．サベイング（サベイヤーを用いる一連の技工操作）で模型を後方に傾けるため，欠損に隣接する臼歯の遠心部はアンダーカットが大きくなり，近心部は小さくなる．サベイングしたときに支台歯の歯冠形態に注意が必要である．

⑤遊離端欠損に隣接する支台歯の遠心部のアンダーカット

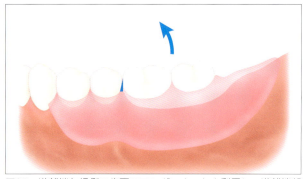

図29 遊離端欠損側の歯面のアンダーカットを利用し，遊離端部の浮上がりに抵抗させる．

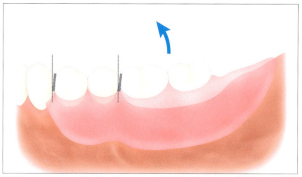

図30 レスト・ガイドプレーンで把持効果を上げる場合は，着脱方向をわずかに遠心に傾ける．

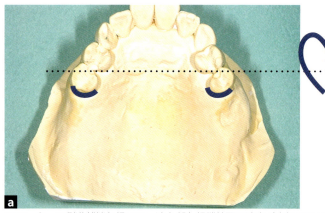
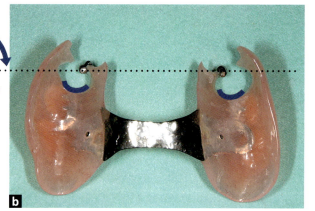

図31a, b 両側遊離端欠損では，遠心部欠損隣接面の適合が良好であれば，義歯の離脱に抵抗できる．

⑥前歯の傾斜に合わせた着脱方向の決定

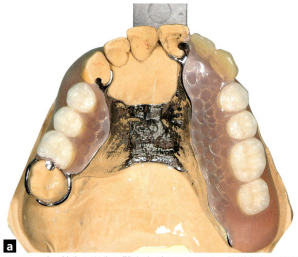

図32a〜d 前歯と臼歯に残存歯があるときは，着脱方向を前方にしてみる．

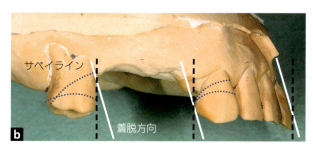
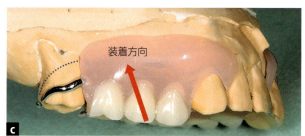
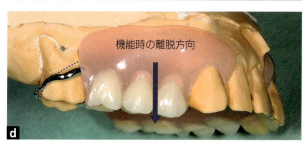

CHAPTER 5　ノンメタルクラスプデンチャーの設計②　義歯が動かないようにするために

矯正用ワイヤーの利用

レジンクラスプは弾性限界が低く，繰り返しの出し入れや義歯の動きによって緩んでくる可能性がある．**レジンクラスプに矯正用ワイヤーを組みこんで補強**する方法もある（**図33a, b**）．矯正用ワイヤーで補強することによってレジンクラスプが大きく変形せず，レジンクラスプの疲労を軽減させることができる（**図34**）．また，維持力が低下した場合に矯正用ワイヤーで修正できる．

前処置として，**矯正用ワイヤースペースを確保するためグルーブを形成する．頬側までグルーブを延ばすことによって矯正用ワイヤーが目立ちにくくなる**（**図35a~c**）．

⑦矯正用ワイヤーの利用

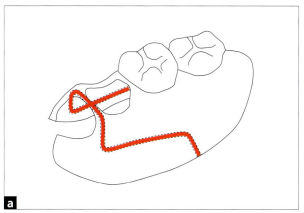
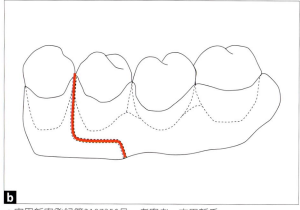

図33a, b　レジンクラスプの緩みを抑えるための矯正用ワイヤーの利用．＊実用新案登録第3107256号　考案者・吉田新氏

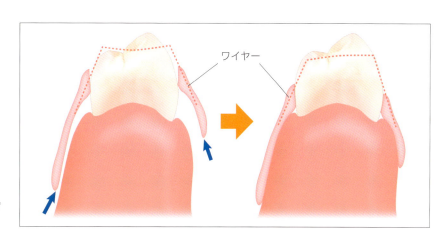

図34　ワイヤーでの補強は，着脱時にレジンクラスプの変形を抑えることができる．

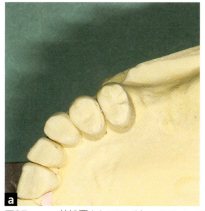
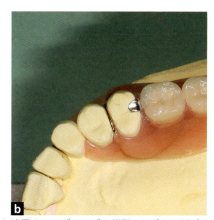
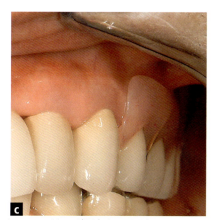

図35a~c　前処置としてワイヤーのスペースを確保する．グルーブを頬側にわずかに延ばすことで，ワイヤーが目立ちにくくなる．

PART2 ノンメタルクラスプデンチャーの製作テクニック

このようにすることで，着脱時にレジンクラスプが大きく広がることもなく，維持力が低下した際には矯正用ワイヤーをわずかに締めると，維持力を回復させることができる．

ただし，**矯正用ワイヤーも弾力性を利用しているため，把持の効果は十分であるとはいえない**．義歯の回転を抑えられないため，直接支台装置への負担が大きい．審美性には劣るが，矯正用ワイヤーは間接支台装置の前方に利用するほうが直接支台装置への負担は少ない（図36）．

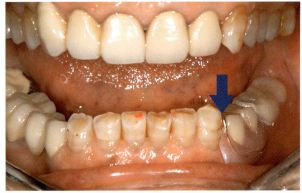

図36 審美性はやや劣るが，ワイヤーは間接支台装置前方に利用するほうが直接支台装置への負荷が少ない．

補足情報　リカントゥアリング（歯冠形態修正）

図37a, b 義歯の支台歯として適当な歯冠形態（カントゥア）でないと，クラスプラインは高くなってしまう．エナメル質内での切削に限るが，リカントゥアリングすることで，サベイラインを下げることができる．

図37c 「リカントゥアリング」（recountering）とは，部分床義歯の支台歯への補綴前処置として，支台装置を適切に設定するために，頬舌側面歯質の削除などにより歯冠形態を修正することである．＊歯科補綴学専門用語集第6版より

図37d クラウン製作により，義歯の支台歯として理想的なリカントゥアリング（歯冠形態修正）ができる．適切なカントゥアとアンダーカット量の関係をイメージしておくとよい．

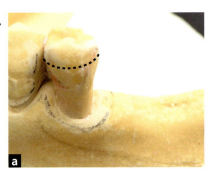
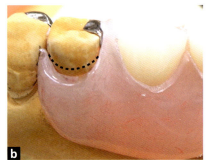
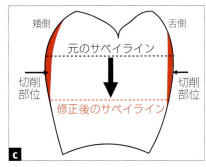
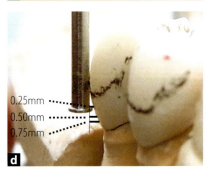

---

point　どのように動きを止めるか？

■義歯の動きに対応して「把持」と「連結強度」が確保できるか？
■確実な支持で，義歯と歯の位置関係を崩さない．
■適切な維持には，適切な歯冠形態と，レジンアームに負担がかからない配慮．

参考文献

1. 谷田部優．ノンクラスプデンチャーの適応と設計を考える．QDT．2011；37（1）：60-70．
2. Kaplan P. Flexible removable partial dentures：Design and clasp concepts. Dent Today. 2008；27：120, 122-123.
3. 谷田部優．ノンクラスプデンチャーの適応と設計を考える．QDT．2012；37(1)：60-70．
4. 小林茂之．ノンクラスプデンチャーの適応と設計．歯界展望．2011；118(4)：634-641．
5. 大久保力廣．ノンメタルクラスプデンチャーの現状と補綴学的一考察．補綴臨床．2012；45(5)：504-514．
6. 谷田部優．ノンクラスプデンチャーは臨床のどこで使えるか？ the Quintessence．2010；29(9)：151-158．
7. Yamazaki T, Murakami N, Suzuki S, Handa K, Yatabe M, Takahashi H, Wakabayashi N. Influence of block-out on retentive force of thermoplastic resin clasps: an in vitro experimental and finite element analysis. J Prosthodont Res. 2019 Jul;63(3):303-308.
8. Stone ER. Tripping action of bar clasps. JADA. 1936；23：596-617.
9. Bayarmagnai S. 熱可塑性樹脂を用いたノンメタルクラスプデンチャーの設計に関する指標の確立：クラスプと床のデザインに関する検討．四国歯誌．2014；27(1)：1-15．
10. Osada H, Shimpo H, Hayakawa T, Ohkubo C. Influence of thickness and undercut of thermoplastic resin clasps on retentive force. Dental Materials Journal. 2013；32(3)：381-389.
11. 谷田部優．ノンクラスプデンチャーは部分床義歯の一翼を担うか．デンタルダイヤモンド．2010；35(7)：176-181．

CHAPTER 5 ノンメタルクラスプデンチャーの設計② 義歯が動かないようにするために

質問 06 片側設計

ask レジンクラスプを使う限り，片側遊離端義歯を片側で設計するのは無理ではないですか？

answer 大臼歯2歯欠損で片側設計する場合は，顎堤の形態，傾斜に注意して，少なくとも残存2歯にメタルフレームを設定して義歯の側方力を抑えることで，ある程度は動きを抑えることができます．ただし，レストだけを設定しても側方力を抑えることはできず，剛性のあるメタルの構成要素により歯を支える必要があります．

【くわしい解説】

たしかに，片側遊離端義歯を片側設計でさまざまな義歯の回転や移動を抑えることは難しい．基本的には両側設計すべきである．とくに3歯欠損以上の場合は，まちがいなく両側設計にすべきである．

大臼歯2歯欠損で片側設計する場合は，顎堤の形態，傾斜に注意して，少なくとも残存2歯にメタルフレームを設定して義歯の側方力を抑えることで，ある程度は動きを抑えることができる．ただし，レストだけを設定しても側方力を抑えることはできない．剛性のあるメタルの構成要素により歯を支える必要がある．小臼歯2本では支えきれない場合は，さらに，犬歯の基底結節レストを設けることにより側方力を抑えることができる可能性は高い．支台歯を連結することが可能であれば，小臼歯2本を連結固定することが望ましい．

ノンメタルクラスプデンチャーに限らず，片側遊離端義歯を片側で設計するということは義歯の動きを外側性把持(→P46参照)のみで抑えなければならないため，義歯は緩みやすく，破折しやすいし，支台歯にかかる側方力を抑えにくいことになる．私見ではあるが，67欠損の遊離端義歯の設計がいちばん悩む．

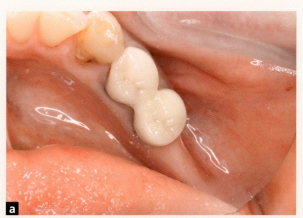
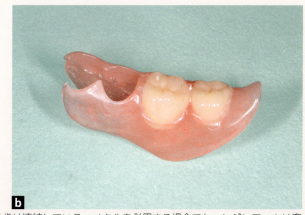

図1a, b 金属アレルギーでメタルフリーの義歯にしたが，支台歯である歯は連結している．メタルを併用する場合でも，レジンアームは変形しやすいため，できれば両側性が望ましい．

CHAPTER 6
ノンメタルクラスプデンチャーの設計③
支台歯・残存歯を歯周疾患やう蝕から守る

ノンメタルクラスプデンチャーは歯頚部歯肉を覆う部分が多いことから，残存歯を歯周疾患やう蝕から守るための配慮が必要になる．このCHAPTERでは，予防歯学的に注意しなければならない設計上の配慮について解説する．

introduction & abstract

CHAPTER 4の「4-2 予防歯学的配慮」で述べたように，**パーシャルデンチャーの設計の基本は，歯頚部歯肉をできるだけ覆わないことと，覆うならば吸水性の少ない金属で覆うこと**，である．したがって，義歯の構造物は歯頚部からできるだけ離すことが必要であり，欠損に隣接する部分は頬舌的にはできるだけ接する部分を少なくして金属で接することが重要とされている．

ノンメタルクラスプデンチャーでは，レジンクラスプ以外の部分も歯面を覆うように設計されることが多い．セルフメインテナンスが十分でなければ歯肉の炎症がみられることはまちがいない（**図1 a～c**）．

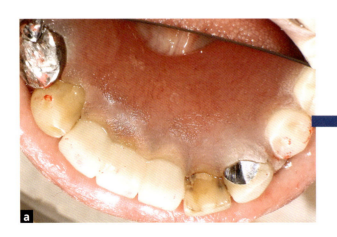
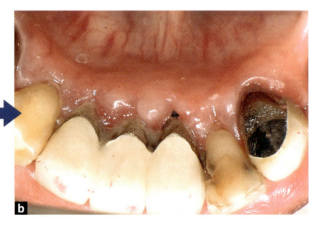
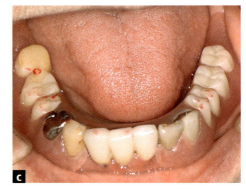

図1 a～c 歯頚部歯肉を覆うことによって歯肉炎を起こす危険は免れない．＊大河原裕先生の提供による

6-1 歯頸部歯肉部とレジンクラスプ

ノンメタルクラスプデンチャーが従来のクラスプデンチャーと大きく異なる点は，維持効果を発揮させるための義歯床用の樹脂が頰側の歯頸部歯肉を覆うことである．さらに舌側面も樹脂で接している設計が多く，歯頸部歯肉を樹脂のクラスプが覆うことにより，歯周組織に障害を起こすことが懸念されている．

ノンメタルクラスプデンチャーのシステマチックレビュー[1]によると，半数以上に歯肉の炎症や歯肉退縮を認める報告[2]がある一方で，歯周組織の状態は良好であるとの報告[3,4]もあり，研究者によって違いがある．装着期間，使用する樹脂，メインテナンスの方法，欠損状態や設計に違いがあり，歯周組織への影響については現時点では十分なエビデンスがあるとはいえない．

残念ながら，この点についての良否については明らかになっているとはいえないが，**死腔を封鎖することによって，取り外しのきく義歯に汚れを付着させてしまう**という考え方もある[5]．また，**舌側歯頸部歯肉を覆うことが細菌叢を変化させることがない**こともわかっている[6]．

しかし，本来歯頸部歯肉を異物が覆うことは通常の口腔内ではありえないことであるため，**歯頸部歯肉を覆うことには慎重**にならなければならない．歯頸部歯肉は顎堤粘膜よりも粘膜の厚さが薄く，機械的な刺激には弱い

歯頸部歯肉部とレジンクラスプ

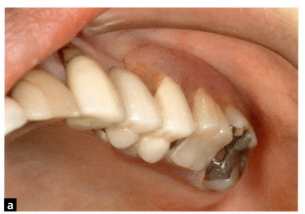
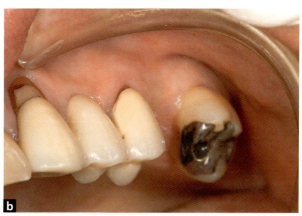

図2 a, b プラークコントロールや設計への配慮をすれば，歯頸部歯肉を覆っていても，歯肉の炎症を起こすことは少ない．**a**：装着3年後の義歯．**b**：装着3年後の辺縁歯肉．

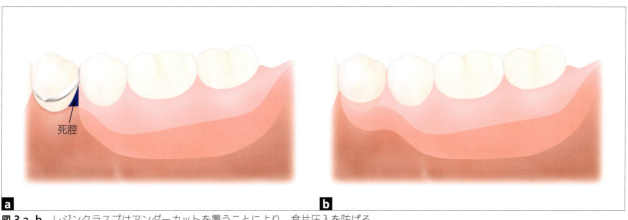

図3 a, b レジンクラスプはアンダーカットを覆うことにより，食片圧入を防げる．

PART 2 ノンメタルクラスプデンチャーの製作テクニック

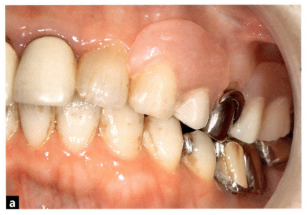
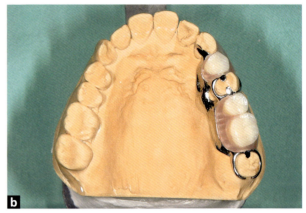
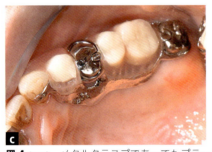
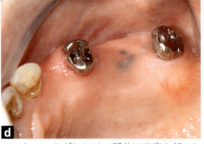
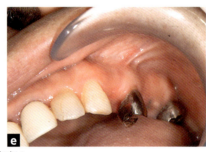

図4 a～e メタルクラスプであってもプラークコントロールがしにくい部分は炎症を起こしやすい．
図4 a レジンクラスプとメタルクラスプを併用したノンメタルクラスプデンチャー．
図4 b |3 の唇側レジンクラスプ以外はメタルクラスプで設計．
図4 c |5 の口蓋側歯頸部の開放は十分とはいえない．
図4 d |5 の歯頸部歯肉はほかの支台歯と比べて炎症症状が認められる．
図4 e レジンクラスプで覆われている|3 の唇側歯頸部歯肉に炎症症状は認めない．

と考えられる．したがって，レジンクラスプが歯頸部歯肉を圧迫させない設計配慮が必要になる．ただし，プラークコントロールがよくできている場合は，義歯の動きを抑える設計配慮がなされていれば，樹脂で歯頸部歯肉を覆っても，歯肉の炎症を認めることが少ない(**図2 a, b**)．また，欠損側隣接面に大きなアンダーカットがある歯で

は，レジンクラスプが**歯頸部歯肉を覆うことで，かえって食渣がたまりにくい**という利点もある(**図3 a, b**)．メタルクラスプであっても，十分歯頸部から開放されていない状態で，プラークコントロールがしにくい部分では，かえってレジンクラスプよりも炎症を認める(**図4 a～e**)．

6-2 歯周疾患やう蝕から守る策

①レストと確実な支持

レジンクラスプは歯頸部を覆っているため，**義歯の沈下によって歯頸部歯肉を圧迫する**(→ P47参照)．確実なレストが設定されていれば，歯頸部歯肉を圧迫する危険は少ない．通常のエーカースクラスプ(環状鉤)ではクラスプの把持部も義歯の沈下にある程度抵抗するが，レジン

クラスプとレストの組み合わせでは，把持効果が弱いため，レストにかかる負荷はかなり大きい．**人工歯に大きな負荷がかかると予想される場合は，レストの十分な強度を確保する．**

②デンチャー材料の吸水性とデンチャープラーク

一般的に熱可塑性樹脂の吸水量は少ないとされている

が，樹脂によってさまざまである(→P16参照)．吸水量が小さい樹脂であれば，材料自体は汚染されにくく，材料による辺縁歯肉への影響は少ないと考えられる．

ただし，樹脂材料は金属よりも傷がつきやすい．粘膜面が傷つくリスクは少ないが，**表面が粗造になることによるデンチャープラークの付着には注意が必要**である．また，カンジダ菌は樹脂に付着しやすいとされている[7]．粘膜面のデンチャープラークにはつねに注意する．

③審美性にかかわる部分のみレジンクラスプにする

歯頸部を覆うことによって自浄性が劣ることはまちがいないため，**審美性にかかわらない部分でメタルクラスプにする**ことへの同意が得られるならば，レジンクラスプを避ける[8]（**図5**）．

ただし，メタルクラスプも**セルフメインテナンスが徹底されていなければ，食物の流れを阻害するため，かえってプラークが付着しやすくなる**ので，注意が必要である．

④レジンクラスプが覆う範囲を少なくする

レジンクラスプは，原則的にできるだけ歯面を覆う面積は少ないほうがよい．レジンクラスプ以外の部分で義歯の維持・安定が得られるならば，**クラスプの尖端は歯間乳頭部まで延ばさずに，手前までにする**（**図6 a, b**）．

審美性にかかわる部分のみレジンクラスプにする

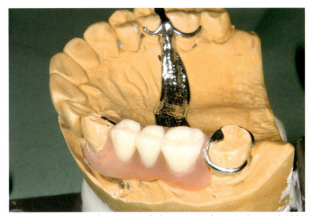

図5　歯頸部をレジンクラスプが覆う懸念がある場合は，審美性にかかわらない部分はメタルクラスプにする．

歯間乳頭部は，食渣・プラークが停滞しやすく，炎症を起こしやすいため，できるだけ覆わないほうがよい．

⑤歯頸部を覆うことで，食渣がたまりにくく

欠損隣接部に着脱方向に対してアンダーカットがあると，通常のクラスプデンチャーでは食渣がたまりやすい．かえって**レジンクラスプで覆うほうが死腔は閉鎖されて汚れにくい**（**図7 a, b**）．

レジンクラスプが覆う範囲を少なくする

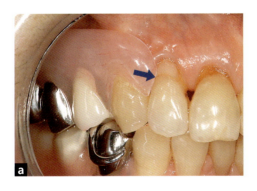
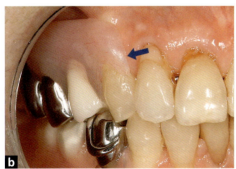

図6 a, b　レジンクラスプの先端は，歯間乳頭部まで延ばさないほうが審美的で衛生的である．

歯頸部を覆うことで，食渣がたまりにくく

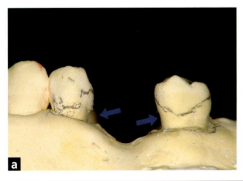
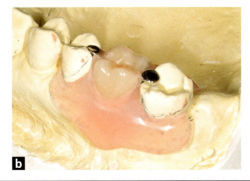

図7 a, b　欠損側隣接面のアンダーカット（矢印部）が大きい場合，レジンクラスプで覆うことで食渣が入りにくくなる．

⑥適合性への配慮

レジンクラスプの材料によって適合精度に違いがある[9,10]．小さい欠損であれば材料の差は大きくはないが，欠損が大きい場合やメタルフレームとの併用が必要な場合は，**適合精度の高い材料を使用**する[10]（→P13参照）．

欠損に隣接する部分は，サベイラインの走行によってはブロックアウト（模型上で，技工上不必要なアンダーカット部分をワックスやシリコーンで埋めることにより，アンダーカットをなくす処置）が必要になることがある．**肩部の上縁がブロックアウトした部分にかかってしまうと，適合不良になり，汚染の原因になる**（図8）．技工所からでき上がってきた義歯が模型と適合しているかどうかを事前に確認してから，義歯装着を行うようにする．

⑦メインテナンスの徹底

義歯に覆われている歯面清掃に注意するのはもちろんであるが，全体的なプラークコントロールに注意してブ

適合性への配慮

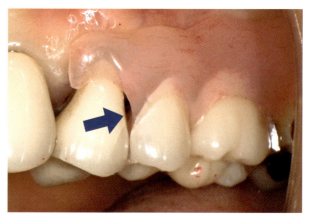

図8 模型上での適合をよく確認する．肩部の隙間（矢印部）は汚染の原因になるため注意する．

ラッシング指導を行う（図9a, b）．プラークを目視で確認できない場合も少なくないため，できれば歯面と義歯床内面はプラークテスターなどで染め出して，ブラッシング指導を行うとよい．

メインテナンスの徹底

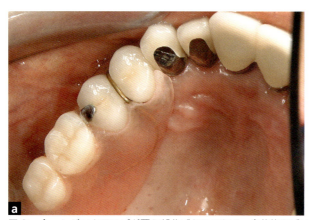
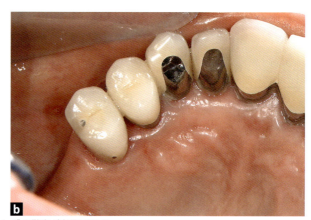

図9 a, b レジンクラスプが覆う部分ばかりでなく，全体的なブラッシングの徹底が必要である．

point 支台歯・残存歯を歯周疾患やう蝕から守るために

■プラークコントロールと支持で，残存歯を歯周疾患とう蝕から守る．
■レジンクラスプは，①適合よく，②歯頚部歯肉を圧迫させない，③歯頚部歯肉をできるだけ覆わない．

参考文献

1. 笛木賢治, 稲用友佳. ノンメタルクラスプデンチャーの臨床エビデンスに関するシステマティックレビュー. 日補綴会誌. 2017；9：297-302.

2. 新保秀仁, 羅 広輝, 石川朱見, 河野健太郎, 櫻井敏次, 仲田豊生, ほか. ノンメタルクラスプデンチャー6年間の予後調査. 日補会誌. 2014；6・123回特別号：157.

3. Hundal M, Madan R. Comparative clinical evaluation of removable partial dentures made of two different materials in Kennedy Applegate class II partially edentulous situation. Med J Armed Forces India. 2015 Dec;71(Suppl 2):S306-12.

4. 笛木賢治, 河野英子, 谷田部優, 若林則幸. ノンメタル クラスプデンチャーの有効性に関するランダム化クロスオーバー試験. 日補会誌. 2016；8・125回特別号：192.

5. 後藤忠正. クラスピング：合理的な考え方と臨床. 東京：医歯薬出版, 1990：1－10.

6. 青藍一郎, 若林則之, 五十嵐順正. リンガルバーVS リンガルプレート(レジンアップ)を細菌学的に比較する. QDT. 2012；37(10)：42－49.

7. 浜田泰三, 二川浩樹, 夕田貞之. 義歯の洗浄. デンタルダイヤモンド, 2002：21－24.

8. 大久保力廣. ノンメタルクラスプデンチャーの現状と補綴学的一考察. 補綴臨床. 2012；45(5)：504－514.

9. 菱本宗光, 加藤葉子, 明田喜仁, 村上由利子, 飯田誠一. ポリエステル共重合体の理工学的特性について. 第30回日本歯科技工学会学術大会抄録集 2008：196.

10. Wada J, Fueki K, Yatabe M, et al. Fitting accuracy of thermoplastic denture base resins used to non-metal clasp dentures in comparison to conventional a heat-cured acrylic resin. Acta Odontol Scand. 2015；73(1)：33－37.

PART 2　ノンメタルクラスプデンチャーの製作テクニック

質問 07　歯頸部歯肉

ask 歯頸部歯肉をレジンアームが覆うことは，パーシャルデンチャーの設計原則から外れていませんか？

answer ノンメタルクラスプデンチャーは，歯頸部歯肉を覆わざるを得ないため，歯肉の炎症に対しては，ブラッシング指導，義歯の内面の機械的清掃と化学的清掃などの，十分な配慮が必要になります．

【くわしい解説】

　パーシャルデンチャーの設計原則では，義歯の構成要素を歯頸部歯肉から離す，あるいは離せない場合はできるだけ死腔をつくらないことが推奨される．ノンメタルクラスプデンチャーは，歯頸部歯肉を覆わざるを得ないため，歯肉の炎症に対しては十分配慮が必要である．

　自身の症例をみてみると，歯頸部歯肉に問題がある症例は，メインテナンスが十分できない場合や，義歯の動きをコントロールできていない場合，適合が不良な場合であると考える．これは，ノンメタルクラスプデンチャーに限ったことではないため，歯肉の炎症に関して以下の点に注意することが大切であると考える．

①適切なブラッシング指導を受けて，励行すること．
②義歯の内面の機械的清掃と化学的清掃は必ず行うこと．
③3か月ごとの口腔ケアと義歯のチェックは受けてもらうこと．
④義歯の汚れが目立つ場合は，歯科医院内での義歯洗浄を行うこと．

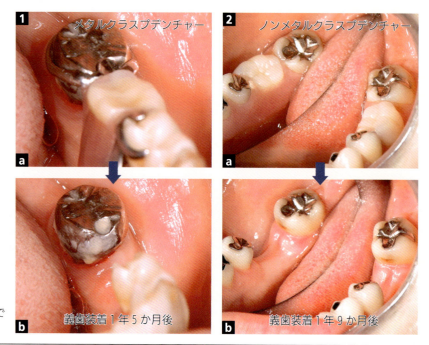

図1, 2　大切なのは，適合とメインテナンスである．

CHAPTER 7
ノンメタルクラスプデンチャーの設計④
レジンクラスプの破損・変形を抑える

　パーシャルデンチャーは，さまざまな理由で破損や変形の危険にさらされている．ノンメタルクラスプデンチャーのレジンクラスプは柔らかいため，材質や設計の問題による破損や変形が起こらないようにさらに設計しなければならない．本CHAPTERではノンメタルクラスプデンチャーに特徴的な破損・変形に対する対応を考える．

introduction & abstract

　パーシャルデンチャーは，支台歯と顎堤の被圧変位の差から，機能力がかかった場合に構成要素のどこかに歪みが生ずる．この破損や変形を防止するための対策についてはすでにCHAPTER 4で述べた（→ P39参照）.

　ノンメタルクラスプデンチャーが他のパーシャルデンチャーともっとも違う点は，支台歯の周囲を覆う樹脂の維持装置である．レジンクラスプは，メタルクラスプよりも弾性限界がかなり低いため，破折や変形が起こる危険性が高い．

　このCHAPTERでは，レジンクラスプにかかる応力に対して配慮すべき点について触れる（**表1**）．破損や変形は，弾力性を利用している維持部に過大な力がかかることが原因である．それを防ぐためには，**適応症例でないものに無理にノンメタルクラスプデンチャーを選択しない**ことが大切である．

　そのうえで，パーシャルデンチャーの基本的な設計の考え方に則り，**義歯の動揺の最小化を図る**（→ P34参照）.そのために，確実な把持効果が得られるように**連結強度が確保されなければならない**．さらに，さまざまな特性をもつ材料のなかで**破折や変形しにくい樹脂を選択する**ことが大切である．

表1　破折や変形への配慮.

適応症例を再確認する
設計を再確認する
連結部の剛性に注意する
破折しにくい材料を選択する
歯冠形態を再確認する
樹脂の厚さと幅を確保する
材質の違う材料との接合部に注意する

　机上での設計を具体化するためには，ほとんどの場合，**歯冠形態の修正を含む前処置が必要**になる．ノンメタルクラスプデンチャーであっても，歯の切削は少なからず必要である．

　技工操作にあたっては，それぞれの材料の特性を理解したうえで，**樹脂の厚さや幅を確保**し，メタルフレーム・人工歯・義歯床用樹脂など，**物理的特性が異なる材料の接合部の機械的維持や強度に関して注意を払う必要がある**．もちろん，複雑な技工過程でエラーが生じないように，確実な技工操作が必要なのはいうまでもない．

7-1 破損・変形を抑えるためのテクニック

①適応症例の再確認

ノンメタルクラスプデンチャーの破折や変形を避けるためには，適応症例かどうかを今一度確認する必要がある(→P24参照)．

とくに対合関係をよく検査して，**①クリアランスは十分あるか，②すれ違い咬合のように義歯に過大な負荷がかかるような咬合関係ではないか，③残存歯の分布が片側のみに偏っていないか**を確認する．

たとえ金属で剛性を確保しても，レジンクラスプの破折や変形を起こしやすくなるため，これらの項目には注意する．

②設計の再確認

設計した義歯の動きを想定してみる(→P34参照)．**①どの部位に応力が集中するか，②義歯の動きは止められるか，③支持と把持はしっかりしているか，④維持部に負担がかからない設計になっているか**，などを再確認する（**図1**）．

③連結部の剛性

レジンクラスプの破折や変形は，主に繰り返しの応力

設計の再確認

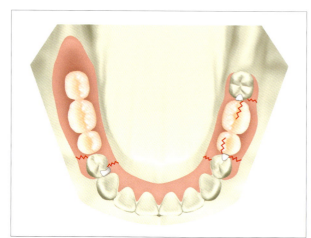

図1 設計を再確認する．赤い〜〜〜は応力集中して破折・変形しやすい部位を示している．

による弾性疲労が原因である．咀嚼時に大きく義歯が変位することを避けるためには，義歯の連結強度は確保しなければならない（**図2 a, b**）．**連結強度が弱いと，支台歯あるいはレジンクラスプに過重負担が起こる．**

連結部の剛性

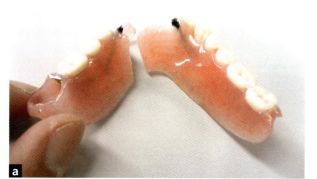
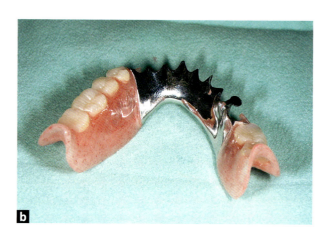

図2 a, b 咀嚼時に義歯の変形を避けるために，連結強度は高くする．

④樹脂の選択

破折や変形の起こりやすさの指標として、**シャルピー衝撃強さが参考になる**[1]（**図3**）(→P16参照). **一般的にポリアミド系は破折に強い**とされている.

従来、破折しやすいとされていた**ポリエステル系やポリカーボネート系の樹脂も弾性率を低くすることによって、破折の起こりやすさはかなり改善**されているといってよい.

⑤歯冠形態の再確認

レジンクラスプに大きな負荷がかからないようにするためには、歯冠形態を知ることが大切である（→P16参照）. 樹脂によっても必要とされる歯冠形態は違うが、基本的には**歯冠の歯頸側1/3付近に最大豊隆部があり、歯頸部歯面全体で0.25〜0.5mm程度のアンダーカット**であると、レジンクラスプが大きく変形せずに着脱でき、破損や永久変形を防ぐことができる.

そのためには、サベイラインを引いて歯冠形態を把握し、必要に応じてリカントゥアリング（→P58参照）や充填によってサベイラインの位置の変更やアンダーカット量の変更を行う.

樹脂の選択

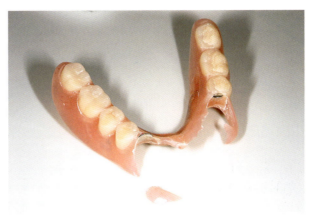

図3 破折のリスクは、シャルピー衝撃試験値が参考になる.

⑥破損・永久変形防止のための樹脂の厚さと幅

樹脂の厚さや幅は、使用する材料や支台歯の形態によって変わる. 一般的に応力集中する部分の樹脂の厚さは1mm以上必要である. **クラスプの肩部で樹脂の厚さ1mm、幅が8〜10mm以上は確保したい**（**図4**）. **クラスプ中央部では樹脂の幅は7〜8mm程度**になるが、厚さは大きく変わらない.

破損・永久変形防止のための樹脂の厚さと幅

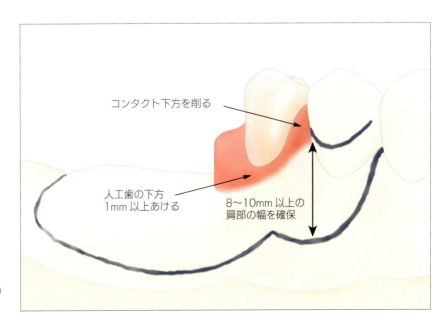

図4 破損・永久変形防止のための樹脂の厚さと幅.

⑦金属床隣接面板の形態

通常の金属床のような隣接面板（プロキシマルプレート）の形態にすると，レジンクラスプ肩部の十分な厚みを確保することができずに，破折や永久変形の原因にもなる（図5）．メタルフレームを製作する場合は，十分な樹脂の厚みが確保できるような隣接面板の形態にする[2, 3]（図6 a〜c）．

金属床隣接面板の形態

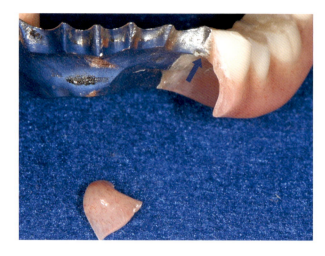

図5 通常の金属床と同様の隣接面板（プロキシマルプレート）の形態にすると，樹脂の厚さが確保できずにレジンクラスプの変形や破損の原因になる．

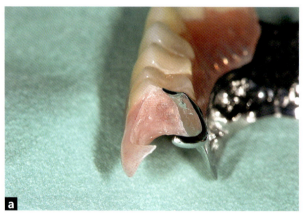

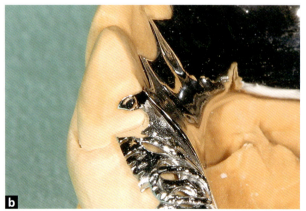
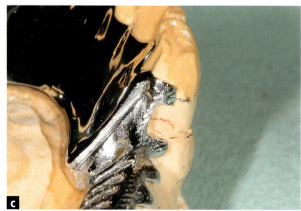

図6 a〜c メタルフレームの隣接面板は，十分な樹脂の厚みが確保できるような形態にする．

CHAPTER 7 ノンメタルクラスプデンチャーの設計④ レジンクラスプの破損・変形を抑える

材質の違う材料の接合部に注意

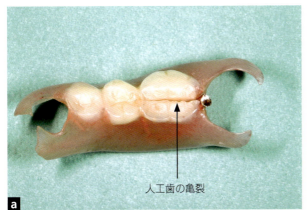

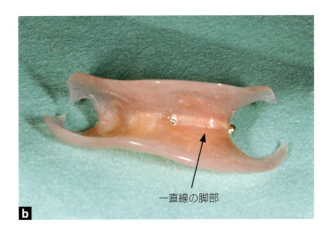

図7 a, b レストの体部から脚部に沿って亀裂が入る原因はさまざまあるが，レストの保持形態の配慮も大切である．一直線の脚部は破折の誘導線になる危険がある．

⑧材質の違う材料の接合部に注意

　レジンクラスプは，着脱時に肩部も大きく変形する（→P51参照）．樹脂と人工歯や金属との接合部は，化学的に接着しないため，**応力がかかって変形しやすい部分では，破損のリスクが高くなる**．

　義歯を着脱する際のレジンクラスプの変形の程度によっては，レストを設定した場合に破折の起点になる場合がある（**図7 a, b**）．とくに，**レストの脚部が単純な直線的なものであると，破折の誘導線になりやすい**．脚部のレジン保持形態にも配慮が必要である（**図8**）．

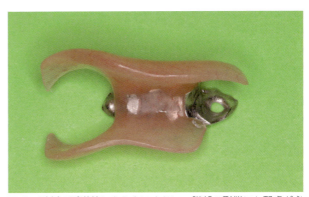

図8 破折の誘導線にならないように，脚部の形態にも配慮が必要である．

⑨確実な技工操作（→P83参照）

　症例選択・材料選択・前処置・設計を確実に行えば，義歯の破折や永久変形の危険性はかなり抑えられる．しかし，技工操作上の問題で義歯の破折を招くこともある．

①樹脂の溶融のシルバーストリーク

　技工操作で樹脂を溶融する際に樹脂の乾燥が不十分であると，水分が混入して，射出した際に「シルバーストリーク」とよばれる白いライン（銀白色の条痕が発生して外観を損なう成形不良　→P146参照）が見えることがある[4]（**図9**）．これは破折の原因にもなるため，**シルバーストリークが確認される場合には審美性も悪くなるため，再製作する**必要がある．

確実な技工操作

樹脂の溶融のシルバーストリーク

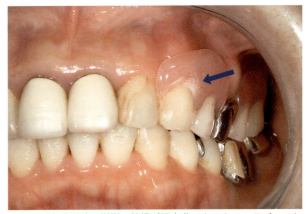

図9 射出成形時に樹脂の乾燥が不十分であると，シルバーストリークが起こり，破折の原因にもなる．

071

②人工歯の脱落を防ぐ

また，上顎前歯の人工歯のように下顎の歯から突き上げがあるような部位では，人工歯の脱落の危険がある(**図10**)．熱可塑性樹脂は基本的には人工歯と接着しないため，原則的には**人工歯内面に機械的な維持孔が必要**である(**図11**)．とくに，T字型の維持孔が人工歯の保持に有効であることが示されている[5,6]．熱可塑性樹脂専用の人工歯として，維持孔が付与された人工歯も販売されている(**図12**)．

人工歯の脱落を防ぐ

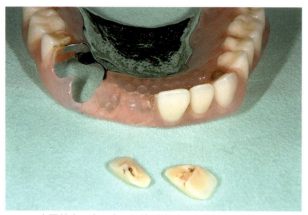

図10 上顎前歯は人工歯の保持形態が不十分だと，脱落の危険が高い．

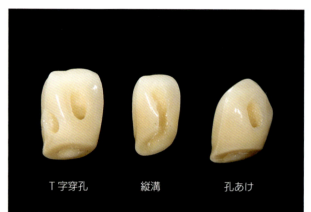

図11 人工歯と射出成形した樹脂とは接着しないため，機械的な維持が発揮できる人工歯の保持形態にする．

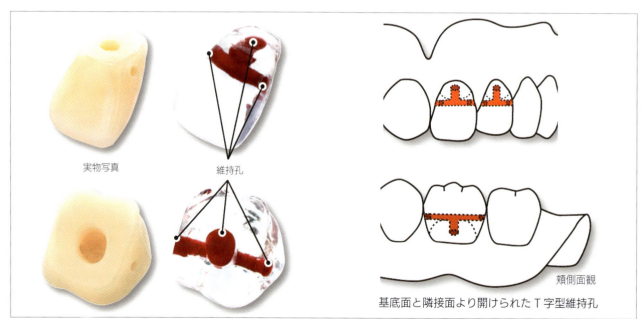

図12 人工歯にT字型の維持孔を付与した人工歯も販売されている(「エフセラ-A RH」山八歯材工業)．＊山八歯材工業HPより引用

CHAPTER 7 ノンメタルクラスプデンチャーの設計④ レジンクラスプの破損・変形を抑える

③熱収縮が大きい樹脂はチェック

熱収縮が大きい樹脂の場合，金属床と併用する症例や，大きな欠損症例では，不適合になる危険がある．母模型上での適合をチェックする（**図13**）．

熱収縮が大きい樹脂はチェック

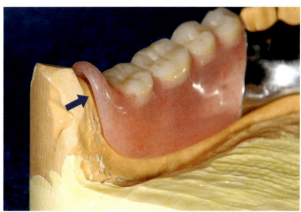

図13 大きな欠損や金属床との併用の場合，適合不良になることがあるため，母模型上での適合をよく確認する．

---

point　レジンクラスプの破損・変形を抑えるためには？

①レジンクラスプに無理な力がかからないような症例を選ぶ，設計を行う，前処置を行う
②材料選択と確実な技工操作で，破損・変形を防ぐ

参考文献

1. 笛木賢治，大久保力廣，谷田部優，他．熱可塑性樹脂を用いた部分床義歯（ノンメタルクラスプデンチャー）の臨床応用．日補綴会誌．2013；5：387–408．
2. 谷田部優．ノンクラスプデンチャーは部分床義歯の一翼を担うか．デンタルダイヤモンド．2010；35(7)：176–181．
3. 谷田部優．ノンクラスプデンチャーの適応と設計を考える．QDT．2012；37：60–70．
4. 岡 達．プラスチック射出成型の基礎．https://www.tetras.uitec.jeed.or.jp/document/GinouGijutu/200401/20040113/20040113_index.html
5. Tashiro S, Kawaguchi T, Hamanaka I, Takahashi Y. Bond strength of artificial teeth to thermoplastic denture base resin for injection molding. Dent Mater J. 2021 May 29;40(3):657-663.
6. Takakusaki K, Murakami N, Wada J, Kasai T, Matsuno H, Yamazaki T, Iwasaki N, Yatabe M, Takahashi H, Wakabayashi N. Effect of retention hole designs in artificial teeth on failure resistance of the connection with thermoplastic resin. Dent Mater J. 2022 Jul 30;41(4):573-579.

PART 2　ノンメタルクラスプデンチャーの製作テクニック

質問 08　レジンアームと負担

ask　金属を併用するよりもメタルフリーにしたほうが，レジンアームに負担がかからないのではないですか？

answer　メタルフリーの義歯はレジンクラスプへの負担が少ないですが，支台装置の保全を考えるとメタル併用が必要な場合が多く，適切なアンダーカットを確保することが重要です．

【くわしい解説】

　たしかに歯の頬舌側をレジンアームで囲う場合と，舌側をメタルアームにして頬側をレジンアームにした場合を比較すると，メタルフリーにしたほうが，破折や維持力という点でクラスプへの負担は少ない．

　単純に考えると，適切な維持力を得るために0.5mmのアンダーカットが必要であるとした場合，舌側にメタルブレーシングアーム（把持腕）を付与したときには頬側に0.5mmのアンダーカットが必要であり，レジンアームは大きく変形する（**図1a**）．一方，頬舌ともレジンアームであるとそれぞれ0.25mmのアンダーカットで済むため，それぞれのレジンアームにかかる負担は少なくなる（**図1b**）．

　しかし，本書でも示したが，支台装置の保全を考えた場合，義歯自体が頬舌的・水平的に動きにくいようにするために，メタルの併用が必要な場合は多い．大切なのは，樹脂の疲労の範囲内で維持力を得るための適切なアンダーカットを確保することである．

　両側設計の場合は，舌側部にメタルクラスプを付与したとしても両側の頬側でアンダーカット量を分配できるため，レジンアームへの負担は少なくなると考える．

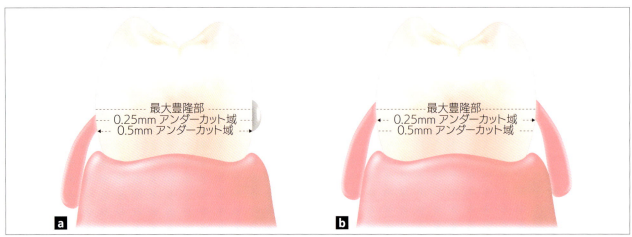

図1　レジンアームで同じ維持力を発生させるためには，片側のみ（**a**）と両側（**b**）では，必要とするアンダーカット量（←）は異なる．単純化すると，両側にレジンアームがあるほうが半分のアンダーカット量ですむため，レジンアームへの負担も少なくなる．

CHAPTER 8
ノンメタルクラスプデンチャーの設計⑤ 自然感の欠如・感覚の不良を抑える

ノンメタルクラスプデンチャーは，義歯を入れていると気づかれにくく，構成要素を薄くすることができ違和感も少ないとされている．しかし，使い方を誤るとかえって患者の満足は得られない．このCHAPTERでは，ノンメタルクラスプデンチャーを製作するにあたって，感覚の不良や自然感の欠如をどのように抑えたらよいかを解説する．

introduction & abstract

ノンメタルクラスプデンチャーは，**外観に触れる部分に金属のクラスプが走行しないことから，義歯を入れていると気づかれにくいという利点**がある．しかし，歯頸部と辺縁歯肉を覆うために，レジンクラスプの走行や人工歯の排列位置への配慮を誤ると，かえって審美性が劣る場合もある（**図1**）．

レジンクラスプを設定する際は，つねに**残存歯と人工歯の歯頸ラインに気をつけて設計**する．とくに前歯の少数歯欠損の場合は，レジンクラスプの走行の制約で審美性に欠けることがある．**歯間乳頭が不自然に見えないような配慮が必要**になる．レジンクラスプ尖端は予防歯学的な配慮から，歯間乳頭部を覆わないほうがよいが，審美的な面からも**鉤尖の位置は歯間乳頭部の手前で止める**ほうがよい．同時に歯頸部を覆うレジンクラスプは**歯槽堤の歯肉と比べて色合いが不自然にならないような配慮**が必要である．

レジンクラスプは薄くしても破損しにくいため，異物感が少ないとされている（→P4参照）．しかし，歯槽堤や骨隆起が発達していたり，歯が舌側に傾斜していたりすると，レジンクラスプが張り出して感じられる．場合に

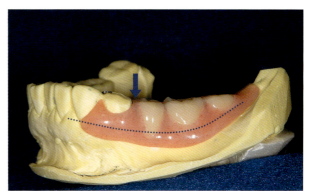

図1 歯頸ラインが揃っておらず（点線部），また，歯間乳頭が不自然（矢印部）であると，自然感は損なわれる．

よっては，**メタルクラスプのほうが異物感は少ないこと**がある．

患者の満足度を上げるためには，義歯を装着していると気づかれにくいような**外観への配慮**ばかりでなく，異物感や違和感といった**感覚の不良に対して配慮**する必要があることはいうまでもない[1]．あくまでも**機能回復と残存歯・顎堤の保全を優先**に考えたうえで，上記の点に配慮することが大切である．

8-1 自然感への対応

歯頸ラインを揃える

一般に欠損部に隣接している歯は，歯頸部が退縮しており，歯根露出している場合が少なくない．隣在歯とデンチャーの人工歯と歯頸ラインが揃っていないと，不自然に見える．支台歯に設定される**レジンクラスプ上縁は，他の残存歯や人工歯の歯頸ラインと調和させる**[2,3]（**図2 a, b**）．

前歯欠損の歯頸ラインが不自然になりやすい

前歯の中間欠損の場合はレジンクラスプが近心から走行するため，歯冠形態が不自然になりがちである（**図3**）．とくに，残存歯の欠損側の歯質のアンダーカットが大きい場合は，見かけ上の歯間乳頭部の位置も高く（歯冠側よりに）なりがちである．**死腔を少なくするように，削合や充填で残存歯の歯冠形態を修正する**とよい（**図4**）
（→ P58参照）．

歯間乳頭を自然に

レジンクラスプの肩部の厚さを確保するために，人工歯を隣在歯から離して排列する場合がある．臼歯で外観に触れない部分であればよいが，小臼歯の近心部などは歯間乳頭部が不自然になり，審美性が悪くなる（**図1**矢印部）．

レスト間に人工歯を排列するのではなく，隣在歯間に人工歯を排列し，**レストの脚部に相当する部分の人工歯**

歯頸ラインをそろえる

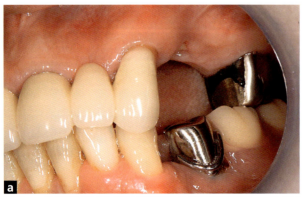

図2 a 欠損部に隣接している残存歯は歯頸部が露出し，歯が長くみえる．

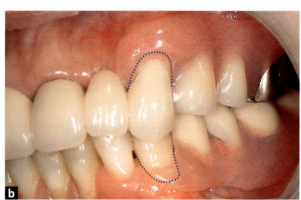

図2 b レジンクラスプがその欠損部に隣接している残存歯の歯頸部を覆うことによって，他の残存歯と調和した歯頸ラインが得られる．

前歯欠損の歯頸ラインが不自然になりやすい

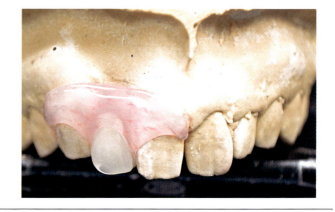

図3 前歯欠損でレジンクラスプが近心から歯頸部を覆う場合は，歯頸部のラインを揃えにくいことがある．＊松橋英司氏より提供

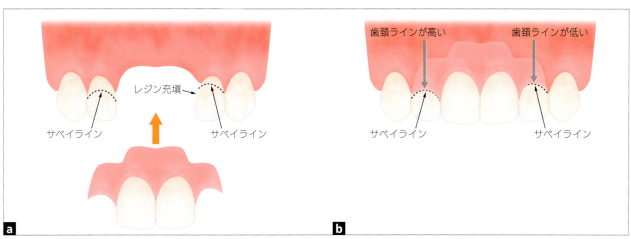

図4 前歯欠損側のアンダーカットが大きいと，歯頸ラインが不自然になる．充填で歯冠形態を修正するとよい（→P53参照）．

は削除すると，歯間乳頭は自然に見える[1]（**図5**）．

　前歯欠損の場合と同様に歯間乳頭部の位置が高くなる場合は，歯の切削や充填でサベイライン（最大豊隆線）を低くする．場合によっては，**人工歯の近心に充填用の硬質レジンを接着**する（**図6**）．人工歯排列試適をする際に，残存歯と人工歯の間にスペースがある場合には，不自然に見えるためにワックスデンチャーの段階で修正しておくほうが確実である（**図7**）．

歯間乳頭を自然に

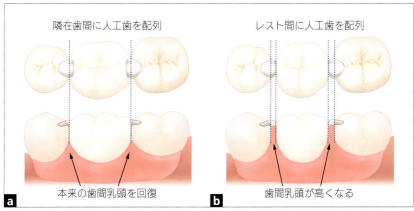

図5 a, b レストの脚部があるため，本来の接触点で人工歯が排列されているようにみせるためには，人工歯の脚部相当部を削らなければならない．

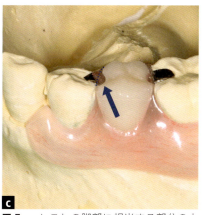

図5 c レストの脚部に相当する部分の人工歯を削除すると，歯間乳頭は自然に見える．

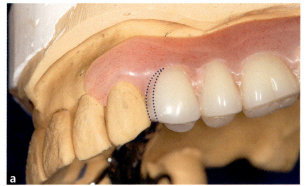
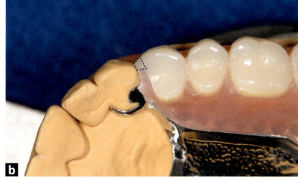

図6 a, b 人工歯に硬質レジンを追加充填することで，歯間乳頭を自然に見せることもできる．

PART 2　ノンメタルクラスプデンチャーの製作テクニック

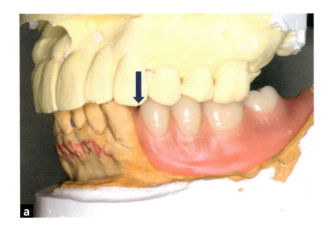
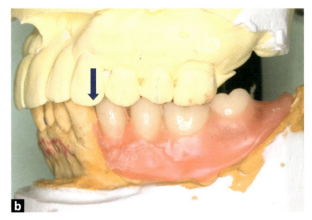
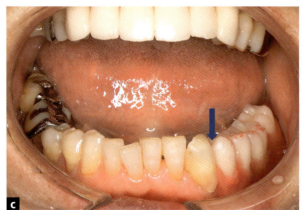

図7a～c　人工歯排列試適の際は歯間乳頭位置も注意する．

レジンクラスプの先端（鉤尖）の位置

　レジンクラスプの尖端の位置は，歯間乳頭部まで（**図8a**）延ばさずに，その手前までにすることで，歯肉の炎症リスクを軽減できる（→P63参照）ばかりでなく，外観も自然にみえる（**図8b**）．

歯肉とレジンクラスプの色を合わせる

　レジンクラスプの場合，歯肉の色と樹脂の色が同化していないと，かえって目立ってしまう（**図9**）．樹脂によっては1種類しか色がないものもあるが，いくつか色が揃っている樹脂の場合は，普段使用する頻度の高い樹

レジンクラスプの先端（鉤尖）の位置

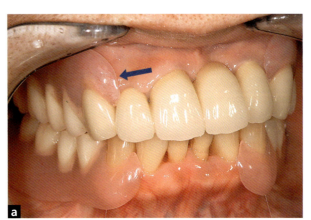
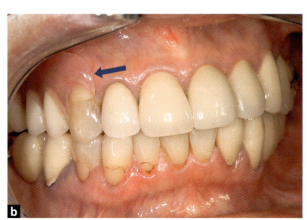

図8 a, b　維持安定が許せば，レジンクラスプの尖端は歯間乳頭を越えないほうが審美的にはよい．

078

歯肉とレジンクラスプの色を合わせる

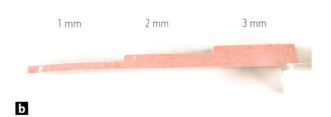

図9 歯肉の色よりもやや赤みが強い（ライブピンク）．樹脂の色の選択も大切である．
図10a, b 義歯床のシェードガイドの用意．厚さによっても色味が違うため，1mm，2mm，3mmの厚さのシェードガイドを用意しておくと便利である．

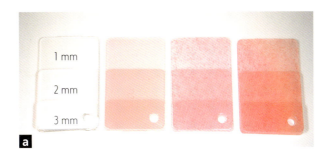

脂のシェードガイドを用意しておくと便利である．ノンメタルクラスプデンチャー用の樹脂は比較的透明度が高いため，**厚さの異なるシェードガイドがあると便利**である（**図10a, b**）．

透明のレジンクラスプは，支台歯の最大豊隆部が歯冠側寄りである場合や支台歯直下の歯槽骨に大きなアンダーカットがある場合など，レジンクラスプが歯冠の半分以上を覆われることで，審美的に問題がでる場合に使われる．一見目立たないように感じるが，**透明の樹脂によるレンズ効果で拡大して見える**．（**図11a,b**）．色付きの飲料がレジンアーム内面に入ってしまうと，レジンアームを通して歯頸部・歯肉が変色してしまう．

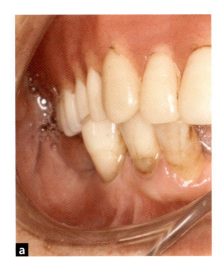
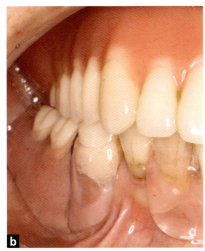

図11a,b 高位サベイラインの歯にクリアレジンを装着した症例．レンズ効果で歯が拡大して見える．唾液の気泡も目立つ．

8-2 違和感，発音への対応

大連結子に金属を使用する

ノンメタルクラスプデンチャー用の樹脂は破折しにくいので，薄くすることができて違和感が少ない．その一方，連結子としての剛性は低く，義歯は動きやすい（**図12**）．樹脂によっては薄くすると破損や変形が起こるため，連結子には金属が推奨される（→P47参照）（**図13**）．

下顎臼歯の舌側をメタルクラスプに

下顎の少数歯欠損では，臼歯のレジンクラスプがかえって異物感を感じさせることがある（**図14a, b**）．舌側をメタルクラスプにすることによって辺縁歯肉の炎症を抑えるだけでなく，舌側の違和感も軽減される（**図15**）．

通常のメタルクラスプデンチャーと同様にメタルフレームを用いることは，連結強度の確保ばかりでなく，違和感・発音障害の軽減にも有効である[4]．

違和感，発音への対応

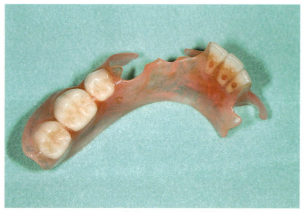

図12 ノンメタルクラスプデンチャー用の樹脂は，破損しにくい材料であり，義歯構成要素を薄くすることができるため，違和感は少ないが，剛性が低く，義歯は動きやすい．

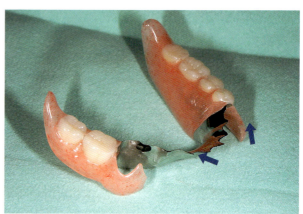

図13 大連結子は，金属を用いることによって，強度の確保と異物感の軽減が図れる．

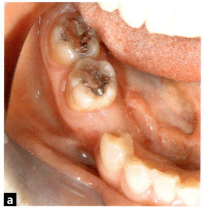 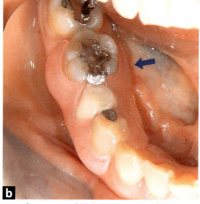

図14a, b 下顎の少数歯欠損の場合，レジンクラスプによって舌側歯頸部の厚さが増して，異物感を感じることがある．

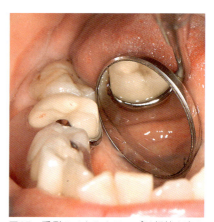

図15 舌側のメタルクラスプは把持を高めるだけでなく，舌側の違和感も軽減できる．

point 自然感の欠如・感覚の不良を抑えるには？

■残存歯や歯頸部歯肉との調和を図る（①歯頸ラインをそろえる，②削合・充填で隣接残存歯の歯冠形態を修正する，③歯間乳頭を自然にする，④レジンクラスプの位置を歯間乳頭の手前に，⑤歯肉とレジンクラスプの色を合わせる）．

■異物感を与えない移行的な形態を与える（①大連結子に金属を使用する，②下顎臼歯の舌側をメタルクラスプに）．

参考文献

1．谷田部優，犬飼周佑．もう「邪魔」といわれないパーシャルデンチャー．QDT．2013；38(4)：33 – 44．

2．谷田部優．ノンクラスプデンチャーは部分床義歯の一翼を担うか．デンタルダイヤモンド．2010；35(7)：176 – 181．

3．谷田部優．ノンクラスプデンチャーの適応と設計を考える．QDT．2012；37：60 – 70．

4．覚道幸男．床義歯の生理学．東京：学建書院，1991；213 – 259．

PART 2　ノンメタルクラスプデンチャーの製作テクニック

自然さのポイント

自然に仕上げるためのコツを教えてください

> **answer**　技工指示書と模型が重要なツールになります．クラスプラインは審美性に大きく影響を及ぼすため，患者さんの口唇の位置を確認したうえで，適切なクラスプラインを模型上に記入します．人工歯の排列状態が気になる場合は，試適を入れます．歯科技工士は，人工歯のサイズ，歯頚ラインの連続性，残存歯と人工歯の間の歯肉の自然感に注意して歯肉形成します．

【くわしい解説】

　CHAPTER 8にかかれているチェックポイントを抑えることが大切だが，歯科医師と歯科技工士の連携がもっとも重要になる．そのためには，技工指示書と模型が連携の重要なツールになる．ただ単に指示書の必要項目に○をして，模型には設計線も描かずにお任せでは，とても満足いく技工物はできない．

　患者さんのキャラクターは歯科技工士にはわからない．粘膜の色や性状も模型ではわからない．歯肉のシェードガイドとともに口腔内写真を撮ることも大切である．とくに，クラスプラインは審美性に大きく影響を及ぼすため，患者さんの口唇の位置を確認したうえで，適切なクラスプラインを模型上に記入する．人工歯の排列状態が気になる場合は，試適を入れたほうがよい．

　模型を受け取った歯科技工士は，歯冠形態を確認して設計どおりにできない場合は，必ず歯科医師に確認をとって進めるべきである．歯科技工士は，人工歯のサイズ，歯頚ラインの連続性，残存歯と人工歯の間の歯肉の自然感に注意して歯肉形成する．連携がうまくいけば，満足度の高いノンメタルクラスプデンチャーができることはまちがいない．

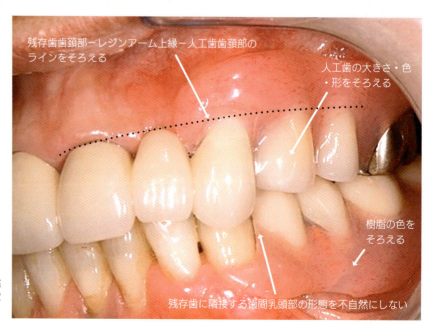

図1　ノンメタルクラスプデンチャーを自然に仕上げるためには，右図に示すチェックポイントを歯科医師と歯科技工士で共有する．

CHAPTER 9
ノンメタルクラスプデンチャーの技工のフロー

適合のよいノンメタルクラスプデンチャーを製作するためには，技工のフローを知っておく必要がある．ここでは，歯科技工所が歯科医院から模型を受け取って，歯科医院へ技工物を送るまでの流れを解説する．

introduction & abstract

歯科医院から技工指示書とともに上下の模型と咬合採得材料が技工所へ送られる．受け取った模型は，母模型(マスター模型)とよばれ，最終的にこの母模型に装着された状態で，完成したノンメタルクラスプデンチャーが歯科医院へ送られる．小さな欠損で，同日の咬合採得が可能な場合の基本的な治療と技工のフローは**図1**のようになる．

歯科技工士は，**母模型を複製して作業模型を製作し，この模型上でワックスアップ，射出成形，割り出しまで行う**．したがって，作業模型は精度よくつくらなければならない[1~3]．

レスト・連結子などのメタルの義歯構成要素がある場合は，作業模型上で通法にしたがってブロックアウト(アンダーカットを除去する技工操作)およびリリーフ(スペースを与える技工操作)を行った後に，耐火模型上でワックスアップし，メタルフレームをキャストする．

でき上がったメタルフレームを，咬合器に装着された作業模型に戻し，人工歯排列を行い，義歯床部分と維持部をワックスアップした後に埋没して，熱可塑性樹脂を射出成形する．割り出し後に，形態修正，母模型への適合修正，研磨を行って完成する．

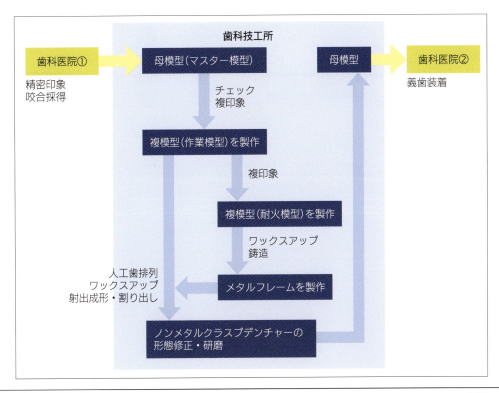

図1 ノンメタルクラスプデンチャー製作のための技工のフロー．

9-1 基本的な技工のフロー

フロー①　技工指示書と，母模型のチェック

　歯科医院から送られてきた技工指示書と母模型をチェックして，義歯を製作するうえでの問題がないかを確認する（図2 a～d）．技工指示書にレストの指示があっても，**レストシート形成が不十分**であったり，**対合歯とのクリアランスがない**場合は，その後の技工に支障がでる．また，**レジンクラスプが走行する部分に気泡が入っている**場合は適合不良の原因になるため，確認する（図2 a, b）．技工指示書だけでは三次元的な情報伝達はできにくいため，**サベイングされた模型上で設計線がかかれていることが**好ましい．

フロー②　作業模型の製作

　通常のパーシャルデンチャーと異なり，**母模型の上で義歯の適合調整が必要**なため，別に作業模型の製作が必要になる．高い寸法精度が求められるため，真空練和でシリコーン印象材を練和し，複印象する（図3）．

フロー①　技工指示書と，母模型のチェック

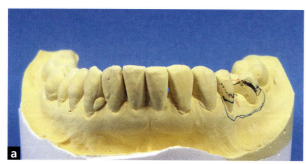
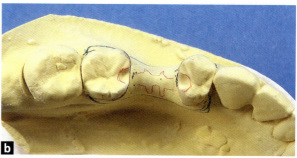
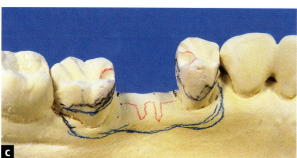
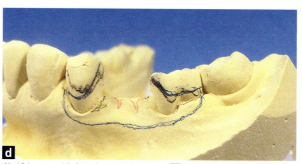

図2 a～d　歯科医院から送られてきた模型と設計を確認する．歯頸部に気泡があると，適合不良の原因になる．3 にみられるような気泡（a）がレジンクラスプ相当部にある場合は，再印象が必要になる．審美性を考えるとニアゾーン（欠損側）のサベイライン（最大豊隆部）はもう少し低いほうがよい．

フロー② 作業模型の製作

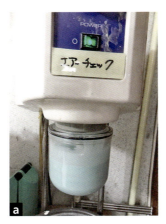
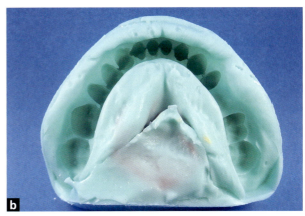

図3 a, b 母模型を複印象して作業模型を製作する．寸法精度が求められるため，真空練和でシリコーン印象（コレクシル プラス，山八歯材工業）を行う．

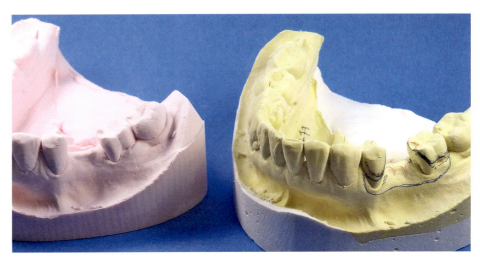

図4 複印象に硬石膏を注入して，完成した作業模型（左）を母模型（右）と比べて，変形・気泡・破折がないか，よく確認する．

　複印象に界面活性剤をスプレーし，硬石膏を標準混水比で練和し，注入する．でき上がった作業模型と母模型を比べて，気泡，模型の破折・変形がないかを注意して確認する（**図4**）．

　熱収縮の大きい樹脂を使用する場合は，作業模型は高膨張石膏を使う必要があるため，樹脂の添付文書をよく確認する．高膨張石膏を使用する場合は，母模型よりも模型が大きくなっているため，メタルフレームとの適合が不十分になりやすい（→ P14図3参照）．メタルフレームと併用する場合は，作業模型上で製作すると母模型では緩くなってしまい，母模型を基にメタルフレームをつくると作業模型上では入らないことになる（→ P14参照）．

フロー③　サベイング

　作業模型上で，歯・歯槽提・顎堤部分のサベイラインを引く（**図5 a~c**）．使用する樹脂によっても異なるが，アンダーカットエリア（メタルクラスプと異なり，レジンクラスプのアンダーカットは，レジンアームの尖端のみで決めるわけではない）をマーキングする（**図6 a, b**）．

PART 2　ノンメタルクラスプデンチャーの製作テクニック

フロー③　サベイング

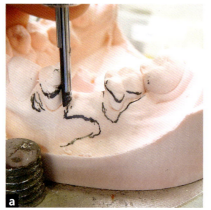 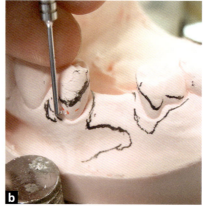 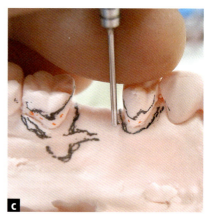

図5 a~c　作業模型上で歯・歯槽堤・顎堤部分をサベイングする．0.25mmのアンダーカットゲージ（アンダーカットを計測するジグ）を用いてアンダーカットエリアをマーキングする（エステショットブライトを使用予定）．

図6 a, b　メタルフレームを製作するための準備．アンダーカットワックスを用いてブロックアウト（ワックスやシリコーンで埋めることでアンダーカットをなくす技工操作）をする（**a**）．その後，テーパー6°のヒーターロッド（電気ワックスカッター）で余剰部分をカットする（**b**）．黒い線はサベイライン（歯面と顎堤の最大豊隆部），青いラインは床下縁の外形．

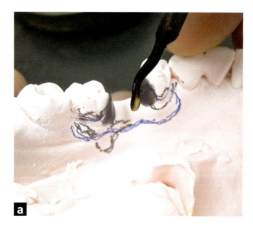 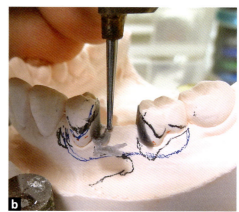

フロー④　メタルフレームの製作

レスト・大連結子・メタルクラスプを併用する場合は，通法にしたがい**作業模型上で耐火模型を製作する**ための前処置を行う（**図7 a~c**）．でき上がった**耐火模型上でワックスアップを行い，埋没後にメタルをキャスト**する．

フロー⑤　人工歯排列とワックスアップ

咬合器に装着された作業模型上にでき上がったメタルフレームを適合させる．**人工歯排列後に義歯床部分と維持部分をワックスアップ**するが，レディーキャスティングワックスを最厚部に置いて，厚さの基準にする（**図8 a~d**）．

フロー⑥　埋没

ワックスアップされた模型は，樹脂を流し込むためのスプルー（鋳入口）と，反対側にベント（通気栓）を設ける．2次埋没後にフラスコを締めて3次埋没を行う（**図9 a~c**）．

フロー⑦　射出成形

十分乾燥させた樹脂を規定の温度で溶解させて射出成形する．その後3~5分程度成形圧力を保持する（**図10a~f**）．さらに樹脂によっては，**100℃の沸騰水に30分程度浸漬する**（アニーリング〔熱処理〕）．

CHAPTER 9 ノンメタルクラスプデンチャーの技工のフロー

フロー④　メタルフレームの製作

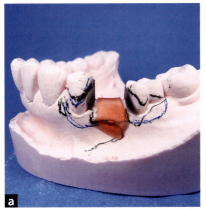 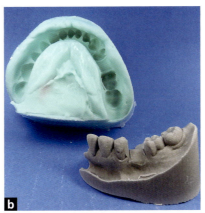 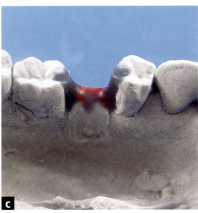

図 7 a～c　前処置が終了した作業模型（**a**）と耐火模型（**b**）．耐火模型上でのメタルフレームのためのワックスアップ（**c**）．

フロー⑤　人工歯排列とワックスアップ

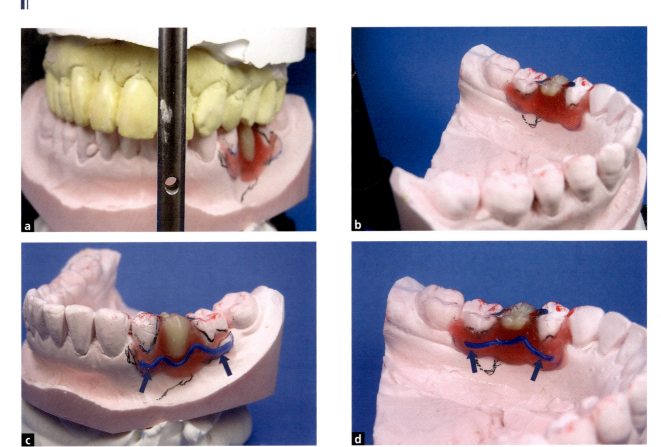

図 8 a～d　咬合器装着された作業模型にメタルフレームを適合させて，人工歯排列・ワックスアップを行う．レジンクラスプの最大肉厚部は，「レディーキャスティングワックス」（ジーシー，図中の青い部分）を用いると規定しやすい．

087

PART 2　ノンメタルクラスプデンチャーの製作テクニック

フロー⑥　埋没

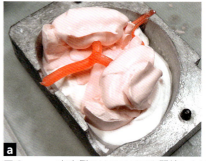
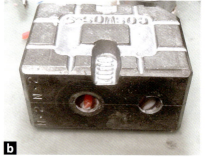
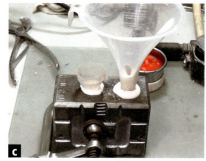

図9 a～c　本症例ではフラスコを開輪しない方法で行うため，樹脂注入口から近い義歯舌側に6 mmのメインスプルー（鋳入口）を，最遠方に2.2 mmのベントスプルーを連結し，2次埋没後にフラスコを閉じて3次埋没を行う．

フロー⑦　射出成形

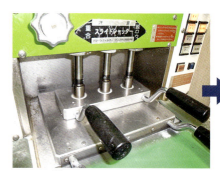

図10a　脱ロウ．

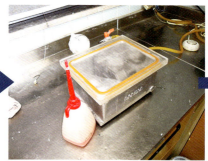

図10b　乾燥．

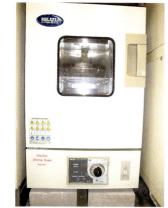

図10c　樹脂乾燥．

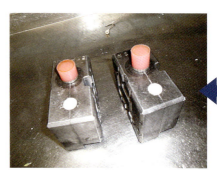

図10f　室温冷却．

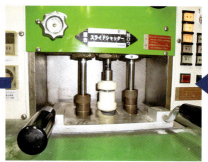

図10e　射出・加圧．

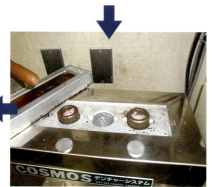

図10d　樹脂溶解．

088

フロー⑧ 割り出し，調整，研磨

通法にしたがって，義歯の割り出し，スプルーカットを行った後に荒研磨して，**母模型との適合性を確認しながら，当たっている部分を調整**する（**図11**）．

カーバイドバーで形態修正し，カーボランダムポイントにて粗研磨後，シリコンポイントで中研磨・バフ研磨を行い，完成する（**図12**）．

高速で研削・研磨すると，熱の影響で樹脂が溶ける可能性があるため，低速で調整するように注意する．

（技工過程執筆協力・デンチャーワークス　中村恵章氏）

フロー⑧ 割り出し，調整，研磨

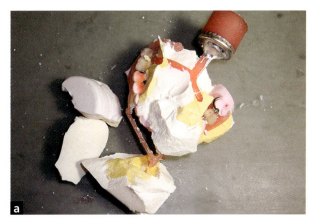

図11a〜e 割り出し，形態修正，調整．

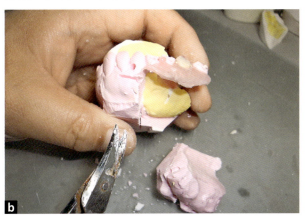

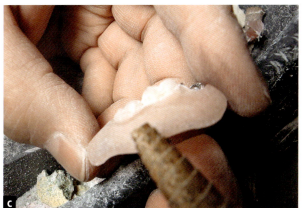

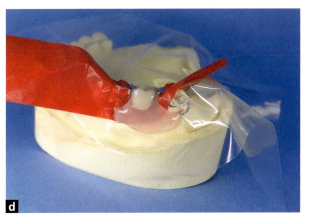

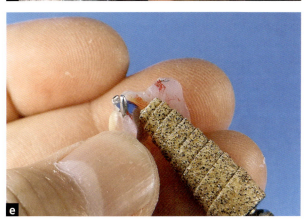

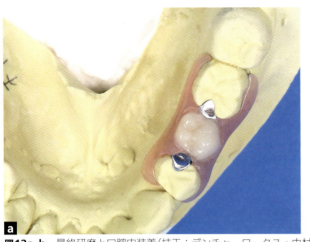
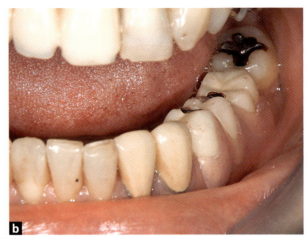

図12a, b 最終研磨と口腔内装着（技工：デンチャーワークス・中村恵章氏）．

9-2 金属床症例の技工のフロー

　多数歯欠損症例の場合，義歯の動きを抑えるために金属床義歯にする場合は少なくない．その際は，技工のステップとともに歯科医院での治療の流れも変わってくる．ここでは，金属床症例の技工のフローを基本的な治療の流れに追加して記す（図13）．

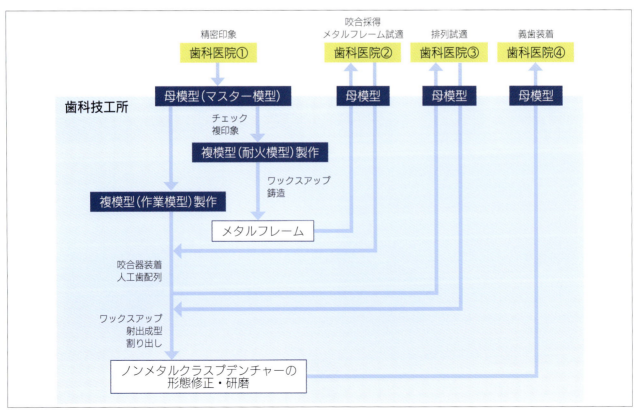

図13 金属床を含むノンメタルクラスプデンチャー製作のための技工のフロー．

CHAPTER 9 ノンメタルクラスプデンチャーの技工のフロー

フロー① 技工指示書と，母模型のチェック

歯科医院から技工指示書とともに設計線が書かれた母模型（マスター模型）が送られてくる．シリコーン印象採得された場合，母模型ではなく，印象が送られてくることもあるため，その際は母模型を製作し，設計を確認する（図14）．

フロー① 技工指示書と，母模型のチェック

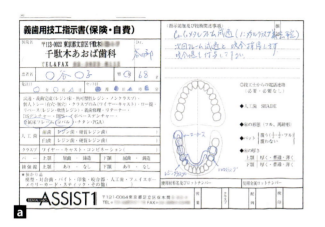
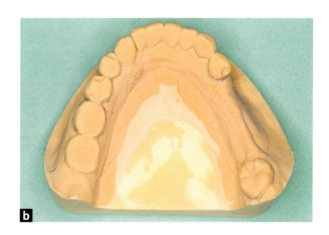
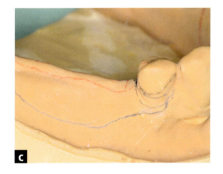
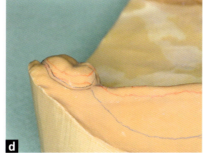
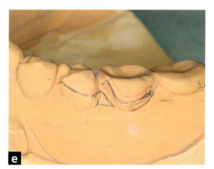
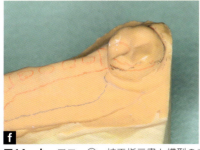
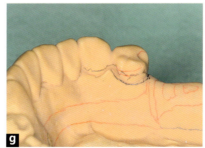
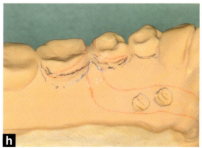

図14a~h フロー① 技工指示書と模型のチェック．歯科医院から送られてきた模型と設計線をチェックし，不明点があれば担当医に確認する．

フロー② 複模型（耐火模型）の製作

金属床メタルフレームを製作するため，母模型を前処置して耐火模型を製作する（図15）．

091

フロー② 複模型(耐火模型)の製作

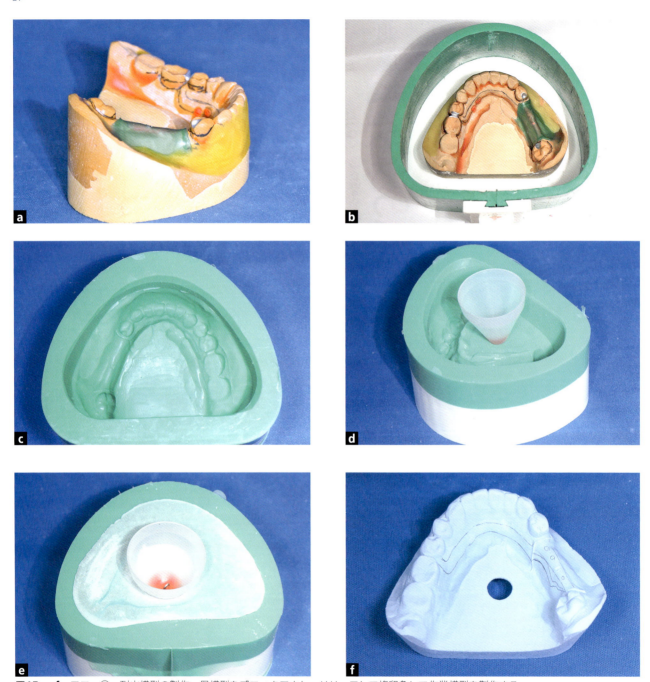

図15a~f フロー② 耐火模型の製作．母模型をブロックアウト，リリーフして複印象して作業模型を製作する．

フロー③ メタルフレームの製作

鋳造，形態修正，研磨した金属床メタルフレームを母模型に戻し，歯科医院へ納品する(**図16**)．

フロー④ 作業模型の製作

母模型からノンメタルクラスプデンチャー製作のための作業模型を別途製作する(**図17**)．

フロー③ メタルフレームの製作

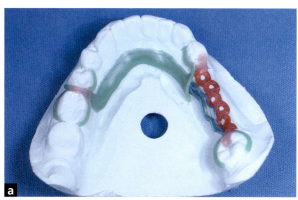

図16a〜c 耐火模型上でワックスアップし，スプルーを付与して埋没後，鋳造，研磨した金属床メタルフレーム．

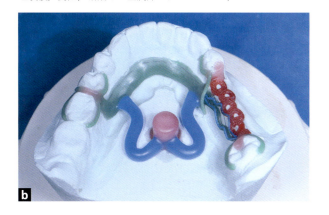

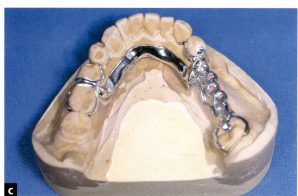

フロー④ 作業模型の製作

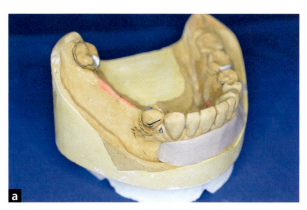

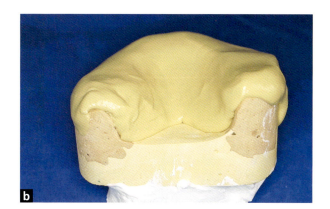

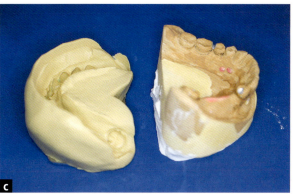

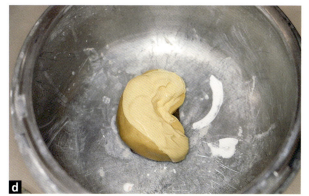

図17a〜d フロー④ 作業模型の製作．母模型をシリコーンパテで印象．気泡が入らないように適合を確実にさせるため，圧力釜にいれて0.2Mpaで加圧する．

PART 2　ノンメタルクラスプデンチャーの製作テクニック

フロー⑤　咬合堤製作と人工歯排列（本図は別症例）

製作されたメタルフレーム上に咬合堤を付与して納品し，歯科医院で咬合採得を行う．フレーム試適と咬合採得が終わり，返却された模型は，咬合器に装着され，人工歯排列を行い歯科医院へ納品する．

フロー⑤　咬合堤製作と人工歯排列

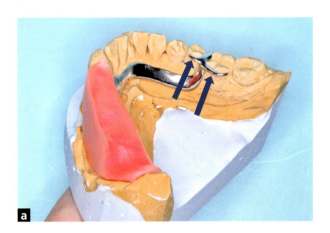
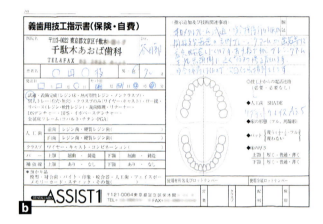
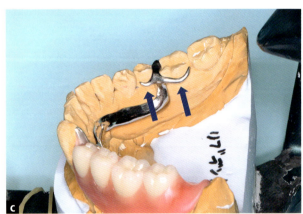
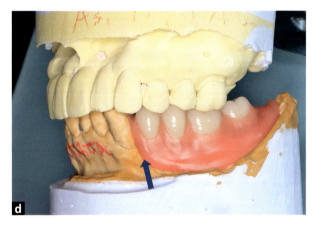
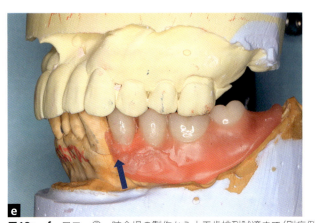
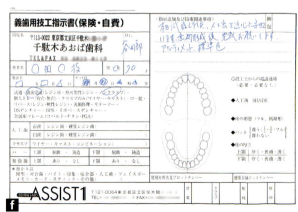

図18a～f　フロー⑤　咬合堤の製作から人工歯排列試適まで（別症例）．製作された咬合堤とメタルフレーム（**a**）．試適の際に，ブレーシングアームの位置が高位であったため，フレームワーク修正の依頼（**b**）．修正されたメタルフレームと排列された人工歯（**c**）．排列試適前に確認された天然歯と人工歯のスペース（**d**）．試適前に修正した人工歯排列（**e**）．使用樹脂の指示と完成依頼（**f**）．

フロー⑥　完成

　排列試適が終わり，レジンクラスプ部分をワックスアップして歯肉形成後，先の技工操作と同様に埋没，射出成形，割り出し，形態修正となる．出来上がった義歯は，母模型に戻され，適度な維持力が得られるように微調整される．調整の仕方はそれぞれの技工所でノウハウがあるが，ややきつめに模型上に装着されて納品される．
（技工過程執筆協力・アシストワン　池田聡氏）

フロー⑥　完成

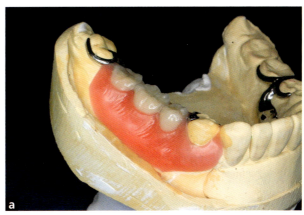

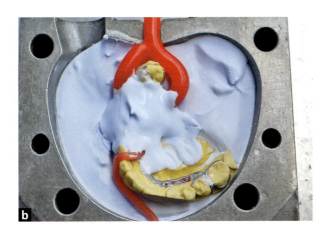

図19a〜e　フロー⑥　完成（技工：アシストワン・佐藤徹弘・稲田敬司・池田聡氏）．作業模型上に戻されてワックスアップが終了した模型（**a**）．埋没（**b**）．射出成形後（**c**）．形態修正，研磨された義歯（**d**）を口腔内に装着した（**e**）．

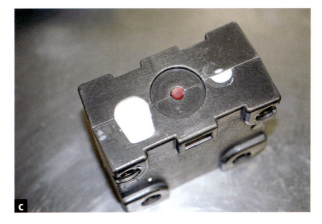

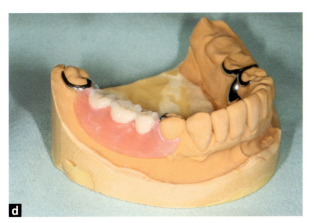

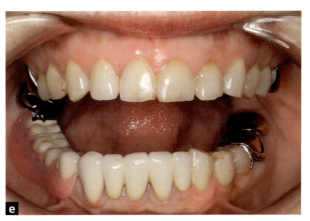

参考文献

1. 渡辺誠，樋口鎮央．ノンクラスプデンチャーの製作：スマートデンチャーの臨床応用．DE．2009；168：17-20．
2. 今泉邦夫．ノンクラスプデンチャーの設計と技工：弾性樹脂材料・ルシトーンFRSによる義歯製作．歯科技工．2007；35（2）：238-241．
3. 辰川惠，多田郁，渡辺誠．ノンクラスプデンチャーの現在：補綴処置の一選択肢となり得るか？：ポリカーボネート系樹脂製ノンクラスプデンチャーの現在．日本歯科評論．2010；70：59-66．

PART 2　ノンメタルクラスプデンチャーの製作テクニック

質問10　クラスプの維持力

　クラスプの維持力をどの程度で納品したらよいのかわかりません

　①維持の強さは歯頸部のブロックアウト量で調整し，咬合紙を用いて調整します．維持力は両側か片側か，メタルクラスプの有無によって異なり，歯科医師との打ち合わせで確認します．アンダーカットが取れない場合は事前に伝えます．②維持力の調整はさまざまな要因に影響され，症例の把握と正確な作業が重要です．模型上で支台歯の最大豊隆部をマーキングし，早期接触部位を調整することで，正確な維持力を確保します．

【くわしい解説】

　口腔内に装着しようとしたときに，きつくて入らない場合や，ゆるすぎてすぐ外れてしまわないように，ノンメタルクラスプデンチャーは母模型上で調整したうえで納品される．歯科医師によっては，装着時の調整が大変なので，あまりきつめにしないでほしいという要望もあるようだが，口腔内で緩すぎると義歯が不安定になるため，ややきつめの調整がよいと思われる．

　以下，ノンメタルクラスプデンチャーの維持力調整に関する技工操作について経験豊富な歯科技工士に確認した．

維持力調整に関する技工操作①
（㈱アシストワン　池田聡氏）

　維持の強さは，歯頸部のブロックアウト量によって調整している．必要なアンダーカット量が0.5mmとすると，わずかに深めのアンダーカット量のところまでブロックアウトして，射出成形後にクラスプ内面を調整して，適正な維持力になるようにしている．調整の方法は咬合紙を用いた方法を行っている（図1～6）．

　維持力の強さは，両側にまたがるか，片側だけか，メタルクラスプの有無によっても違うので，歯科医師との打ち合わせで維持力の程度は確認するようにしている．

パチンとハマるような着脱感は一般に望まれない．通常は少しきつめにして納品し，調整箇所を伝えるようにしている．困るのは，アンダーカットがとれない場合で，維持力がとれないことを事前に伝えて確認している．

維持力調整に関する技工操作②
（㈱シンワ歯研　吉田馨太氏）

　指針としては，把持を主体とした引っかかりのない挿入感で，例えるなら，パチンというよりもニュルっとした状態をゴールとしている．維持力の強さは，欠損の分布，対合関係，口腔内前処置の程度，作業模型や金属床用複模型のブロックアウトの程度，作業模型の精度など，さまざまな要因で変わるため，症例の把握と正確な作業が大切である．

　そのうえで，模型上で維持力を調整する際は，支台歯の最大豊隆部に鉛筆でマーキングして，義歯を模型に挿入して，鉛筆が転写された早期接触部位の調整を行っている．模型の粘膜部は口腔内のように被圧変位がないため，粘膜部に大きなアンダーカットがある場合は，事前にレジンアームが早期接触する部位は粘膜の被圧変位の程度も考慮して模型の削除を行っている．それによって，より正確な維持力の調整が可能になると考えている．

CHAPTER 9　ノンメタルクラスプデンチャーの技工のフロー

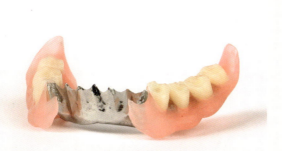

図1　バリ除去・形態の荒研磨．あらかじめ樹脂内面の気泡，レジンアーム以外の不要なアンダーカットは除去し，荒研磨まで完成．まだレジンアームは最終的な厚さにはしない．

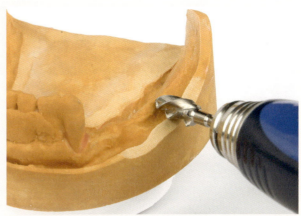

図2　義歯挿入前の模型の修正．模型辺縁部などレジンアームの調整に支障となる部分は，あらかじめトリミングする．

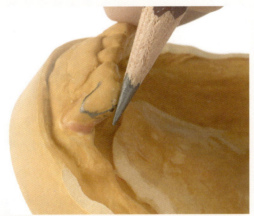

図3　最大豊隆部のマーキング．模型洗浄後に，支台歯の最大豊隆部に鉛筆でマーキングする．

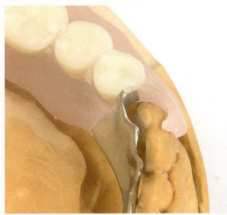

図4　義歯の挿入．義歯をゆっくり挿入し，当たりが出た段階で外し，マーキングが転写された箇所を確認する．

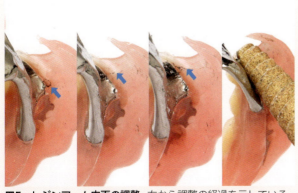

図5　レジンアーム内面の調整．左から調整の経過を示している．転写部を調整するにしたがい，少しずつ咬合面側に当たりが移動していることがわかる．装着後維持力が強すぎる場合は，ペーパーコーンで一層研磨する．

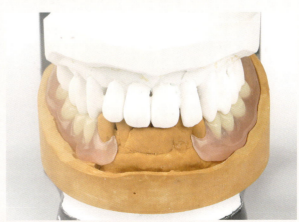

図6　完成．スムーズな着脱ができるように，レジンアームを含めて研磨面を調整，研磨する．＊資料提供：（株）シンワ歯研　吉田馨太氏

097

PART 2　ノンメタルクラスプデンチャーの製作テクニック

CHAPTER 10
ノンメタルクラスプデンチャーの設計例

実際の臨床例から，設計のポイント・留意点を解説する．

introduction & abstract

　ノンメタルクラスプデンチャーを選択する第一の理由は，メタルクラスプが見えることに審美的に抵抗がある場合である．レジンクラスプを設定する周囲のデザインを除けば，ノンメタルクラスプデンチャーも基本的には従来のメタルクラスプデンチャーの設計と変わりはない．
　しかし，**レジンクラスプ自体の剛性はメタルクラスプよりもはるかに低いため，維持部以外での義歯の剛性にはとくに注意を払う必要**がある．
　このCHAPTERでは典型的な症例を通して，ノンメタルクラスプデンチャーの設計と注意点について解説する．症例は適応症例（→P22参照）を見極めて修復を行ったつもりであるが，個々の症例で予測しえなかったトラブルやメインテナンスにおける注意点についてはPart 3（→P146, 154参照）で解説する．
　なお，症例の難易度をイメージできるようにケネディー分類[1〜3]（**図A**），アイヒナー分類[3]（**図B**），宮地の咬合三角[4]（**図C**）を示すことにした．
　また，ケネディー分類とアイヒナー分類は便宜上，義歯の形態で分類した．すなわち，根面キャップは欠損と

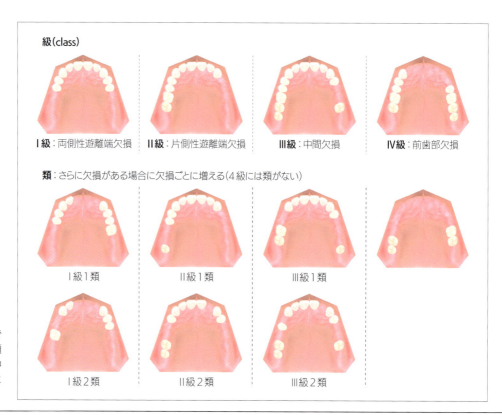

図A ケネディー分類．世界でもっとも汎用されている分類法である．Ⅳ級を除いて，中間欠損が1か所増えるごとに「類」が増える．

扱い，ブリッジのポンティックは歯があるものとしている．宮地の咬合三角では定義どおりとした[3]．これら特殊な場合は本文中に解説を加えている．

症例パターンをイメージしやすくするために，ほとんどの症例は，部位・欠損形態で示した．欠損形態は，中間欠損，遊離端欠損，複合欠損（中間欠損と遊離端欠損の複合）で示している．

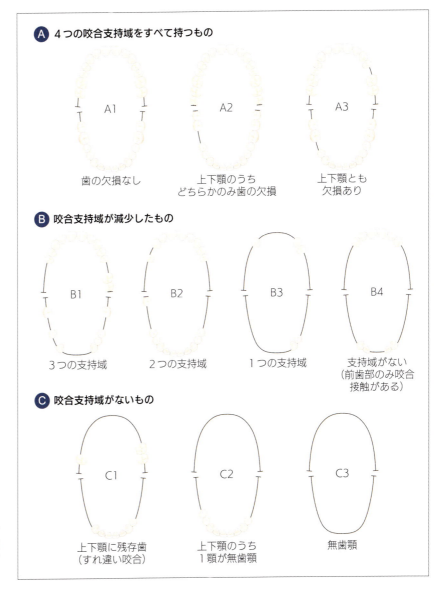

図B アイヒナー分類．咬合位が残存歯で支持されているか否かによる分類法で，臼歯の咬合支持域を4か所に分けてグループ分けしている．

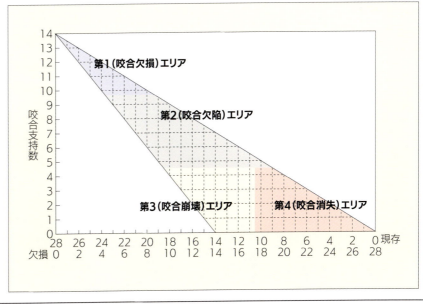

図C 宮地の咬合三角．残存歯数と上下の接触している歯の数（咬合支持数）をプロットすると，カラーで示した三角形の中に入る．それぞれの色分けされたエリアにより補綴・修復物の難易度が予測される．＊資料：宮地建夫．欠損歯列の臨床評価と処置方針．医歯薬出版．

10-1 case 1　下顎小臼歯1歯中間義歯症例

患者　50歳，女性

難易度　ケネディー分類　Ⅲ級，アイヒナー分類　A2，宮地の咬合三角　第1エリア（**図1a**）

口腔内（**図1b~d**）　歯軸・歯冠形態・顎堤形態・咬合接触関係に特筆すべき点はない

設計線（**図1e**）

義歯（**図1f~i**）　外観にふれる小臼歯近心の歯間乳頭の位置は不自然にならないように注意している．中間欠損であっても，強固なレストは必要である．

使用樹脂　エステショットブライト（アイキャスト）．

装着（**図1j, k**）　歯頸ラインの位置，歯間乳頭の位置，義歯床の色は自然感がある．舌側はレジンアームのため，舌房がやや狭くなっている．舌側は少数歯欠損症例でもメタルアームにしたほうが良い場合が多い（→P80参照）．

設計の考察

　一般的に1歯欠損の場合，ブリッジかインプラントの選択になるが，近年，生体組織をできるだけ侵襲しない治療を望まれ，1歯欠損の義歯を選択される症例も少なくない．

　1歯欠損といえども，経年的な義歯の沈み込みに抵抗する強固なレストは必要である．**顎堤の形態によっては舌側のレジンアームが気になる場合がある**．とくに下顎

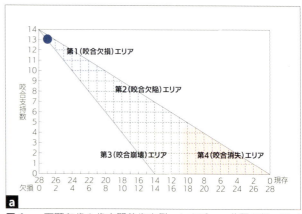

図1a　下顎臼歯1歯中間義歯症例．ケネディー分類Ⅲ級．アイヒナー分類A2．

の場合は，メタルクラスプによるブレーシングアーム（拮抗腕・把持腕）のほうが義歯床面積も小さくなり，舌感や予防歯学的にも義歯の動揺を抑える点でも勧められる．

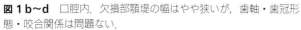

図1b~d　口腔内．欠損部顎堤の幅はやや狭いが，歯軸・歯冠形態・咬合関係は問題ない．

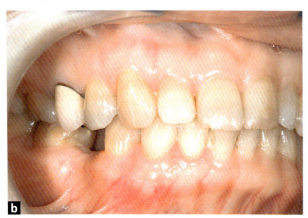

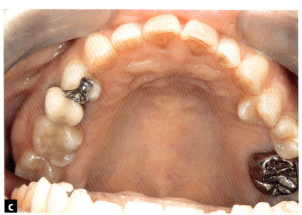

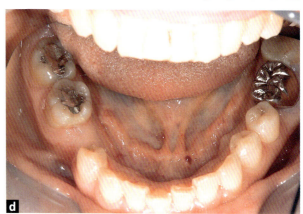

CHAPTER 10 ノンメタルクラスプデンチャーの設計例

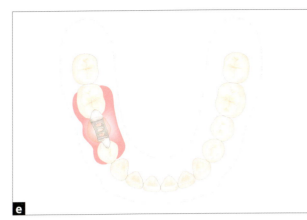

図1e 設計線.

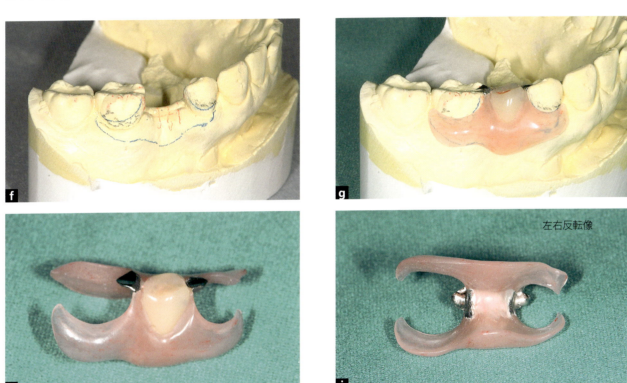

図1f~i 義歯．レジンアームの形態は，歯頸ラインと歯間乳頭の位置に注意する．1歯の中間欠損であっても，強固なレストが必要である．

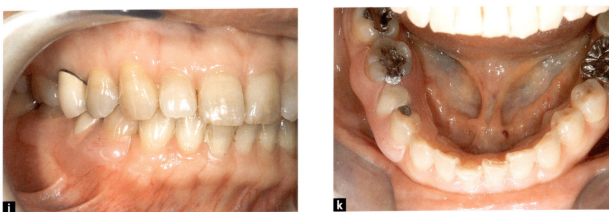

図1j,k 装着．歯頸ラインや歯間乳頭の位置，義歯床の色は自然である．舌側はレジンアームにより舌房がせばめられる．

101

10-2 case 2　下顎小臼歯1歯中間義歯症例

患者　71歳，女性

難易度　ケネディー分類　Ⅲ級，アイヒナー分類　A2，宮地の咬合三角　第1エリア（**図2a**）

口腔内（**図2b〜d**）　4を歯根破折で抜歯している．現状，咀嚼に不自由がないとのことで，見た目とスペースリテーナーとしての義歯を希望．支台歯の形態，高さおよび顎堤に関して，大きな問題はない．

設計線（**図2e**）

義歯（**図2f〜i**）　樹脂のみで製作されており，樹脂の破折を防止するために人工歯のサイズを小さくしているが，審美的には両隣在歯と人工歯がコンタクトするように排列されているほうがよい．

使用樹脂　アンブレイカブル（バルプラスト同等樹脂）（三和デンタル）．

装着（**図2j,k**）　樹脂は柔らかく透明度が高く，歯肉との馴染みもよい．歯間乳頭部の見え方については気にされていなかったが，人工歯の高さが低く，咬合時の空隙が気になっているため，人工歯の前処理後にコンポジットレジンを添加し，人工歯歯冠形態を修正した．

設計の考察　1歯欠損の中間義歯といえども本来は強固なレストを付与して，義歯の沈下を防止すべきである．ただし，将来的にインプラントを希望されていたり，咀嚼に不自由がなく，スペースリテーナーとしての役割を

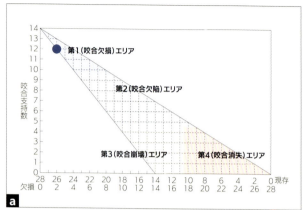

図2a　下顎小臼歯1歯中間義歯症例．ケネディー分類Ⅲ級．アイヒナー分類A1．

もたせる場合には，メタルフリーの義歯を選択することもある．

　小臼歯や前歯欠損の場合は，歯頚部と歯間乳頭部が不自然にならないようにレジンアームの走行に注意す

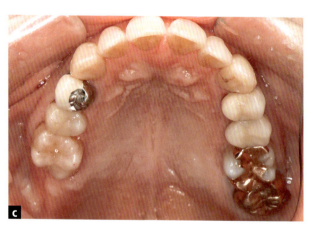

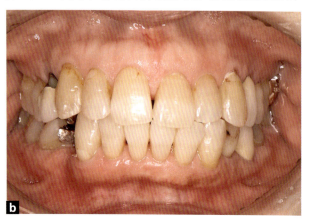

図2b〜d　支台歯の形態，高さ，顎堤に関して大きな問題はない．

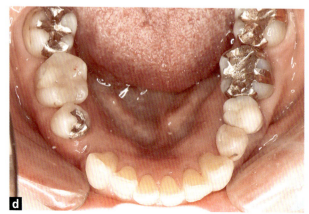

CHAPTER 10 ノンメタルクラスプデンチャーの設計例

る(→P82参照).多数歯欠損であれば,排列試適をするが,少数歯欠損の場合は排列試適せずに印象後に完成となることが多い.可能であれば人工歯の色と形態とサイズは,口腔内を確認している歯科医師が指示すべきである.

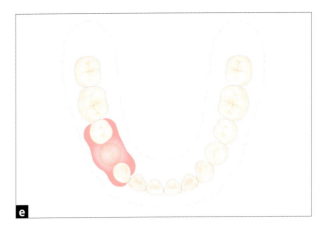

図2e 設計線.

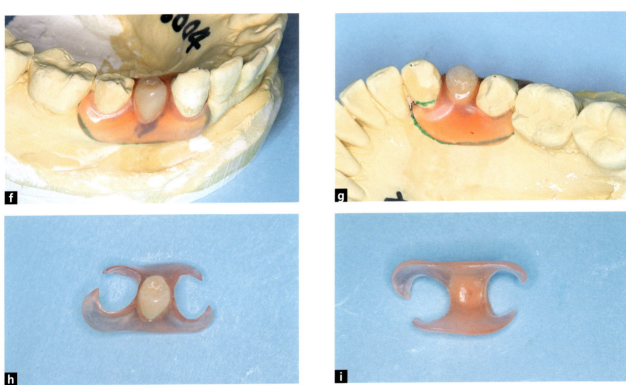

図2f〜i 義歯.人工歯のサイズが小さいように感じるが,樹脂が頬舌的に亀裂が入らないようにする配慮と思われる.

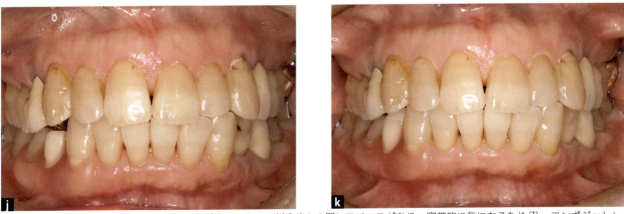

図2j, k 装着.歯肉との馴染もよい.人工歯が小さいため,対合歯との間にスペースがあり,審美的に気になるため(j),コンポジットレジンを添加して修正した(k).

10-3　case 3　上顎小臼歯1歯中間義歯症例

患者　45歳　女性
難易度　ケネディー分類Ⅲ級，アイヒナー分類　A1，宮地の咬合三角　第1エリア（**図3a**）
口腔内（図3b,c）　咬合支持はしっかりしている．支台歯の形態，顎堤の形態，被蓋に問題はない．6┘はメタルクラウンが入っているため，メタルクラスプでも問題ない症例．└4の歯冠豊隆は少ないが，歯槽隆起があるため，レジンクラスプでも十分な維持力は確保できると考えられる（→P52参照）．
設計線（図3d）
義歯（図3e～h）　口蓋側はメタルクラスプを歯頚側寄りに走行させ，異物感と安定性に配慮した．欠損部隣接部の死腔を閉鎖するために樹脂で覆っている．人工歯はできるだけ歯間乳頭が不自然にならないように排列している（→P82参照）．
使用樹脂　アミド・デ・ショット（アイキャスト）
設計の考察（図3i,j）　舌側あるいは口蓋側をレジンアームにするか，メタルアームにするかの選択は違和感と維

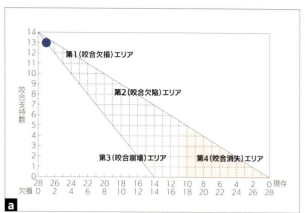

図3a　上顎小臼歯1歯中間義歯症例．ケネディー分類Ⅲ級．アイヒナー分類A1．

持力を考えて選択するとよい．メタルアームのほうが一般的には違和感が少ないようである．維持力に関しては，頬舌両側をレジンクラスプで覆うと均等に維持力が発揮されるために外れにくい．著者自身は，リカントゥアリング（→P58参照）することが多いため，最近は舌（口蓋）側をメタルにすることが多い．

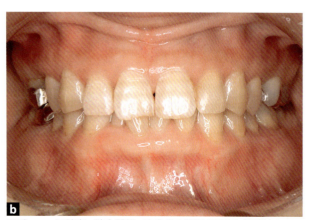
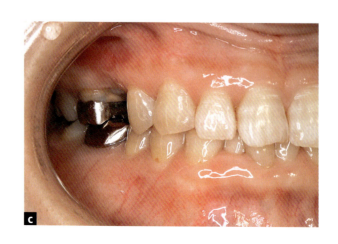

図3b, c　口腔内．咬合関係，支台歯や顎堤の形態に問題はない．

CHAPTER 10 ノンメタルクラスプデンチャーの設計例

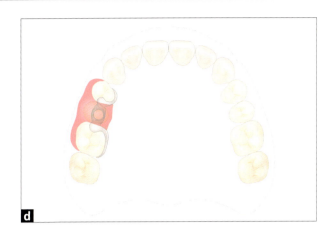

図3d 設計線.

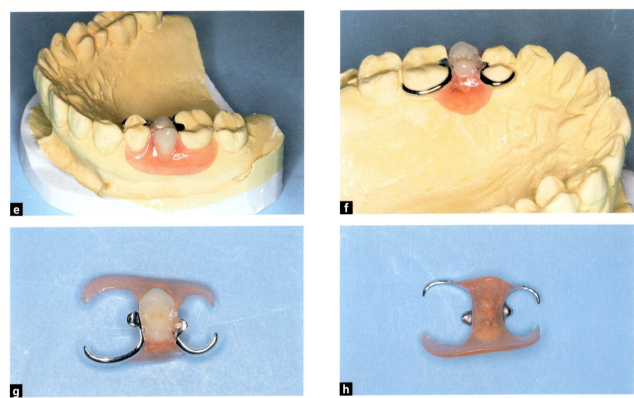

図3e〜h 義歯. 口蓋側はメタルクラスプを歯頚側寄りに走行. 欠損部隣接部は死腔を閉鎖するために樹脂で覆っている. 人工歯は歯間乳頭が不自然にならないように排列している.

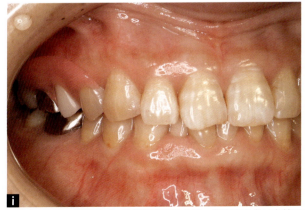
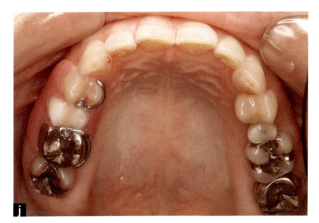

図3i, j 装着. 歯頚ラインや歯間乳頭の位置, 義歯床の色は自然である.

105

PART 2　ノンメタルクラスプデンチャーの製作テクニック

10-4　case 4　上顎犬歯1歯中間義歯症例

患者　58歳，男性
難易度　ケネディー分類　Ⅲ級，アイヒナー分類　B3，宮地の咬合三角　第3エリア（**図4a**）
口腔内（**図4b～d**）　③２①①②のブリッジが入っており，3|が歯根破折で抜歯になったため，義歯装着希望．上下顎右側第一小臼歯部は残存しているが，臼歯部の咬合支持が得られておらず，上顎前歯の過重負担リスクがある．
設計線（**図4e**）
義歯（**図4f～i**）　|2は延長ポンティックになっているため，支台歯は|5 4を利用した．|2のポンティック遠心部のアンダーカットを利用した回転装着義歯（→P54参照）とした．|2部のレジンクラスプはポンティック周囲の隙間を覆うはたらきをしている．義歯の頰舌回転を考慮してワイヤーループ（ワイヤーを利用してレジンアームの開きを抑えた義歯構成要素）を付与している（→P57参照）．欠損隣接部にはレスト付与した．
使用樹脂　エステショットブライト（アイキャスト）
装着（**図4j,k**）　アンダーカット分布の関係から回転装着義歯とした（→P54参照）．審美性にも配慮し，できる限り歯頸部のラインを揃えるようにしている．ワイヤーループは目立ちにくい．

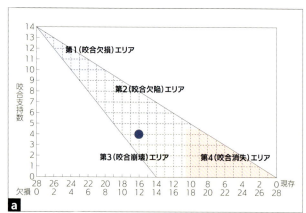

図4a　上顎犬歯1歯中間義歯症例．ケネディー分類Ⅲ級．アイヒナー分類B3．

設計の考察

　中間欠損ではあるが，犬歯にかかる側方力は少なくないため，支台歯を増やしている．さらにワイヤーループにより，レジンアームの広がりを抑えている．対合が天

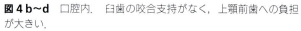

図4 b～d　口腔内．臼歯の咬合支持がなく，上顎前歯への負担が大きい．

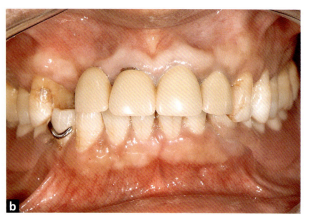

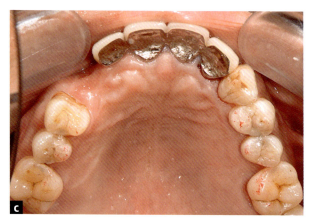

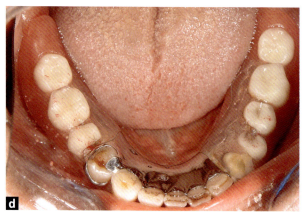

CHAPTER 10 ノンメタルクラスプデンチャーの設計例

然歯で咬合接触が緊密な場合は，ワイヤーループが通るスペースを確保する．咬合接触関係から，上顎前歯は将来的に欠損する可能性が高いため，患者とリスク共有するとともに，積極的な治療は控えた．理想的には下顎臼歯部はインプラントによる咬合支持があると将来的にも難症例にならないで済むと思われる症例である．

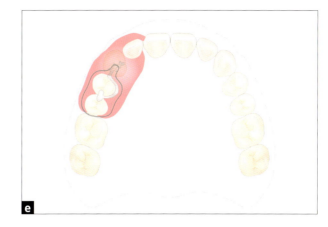

図 4 e 設計線．

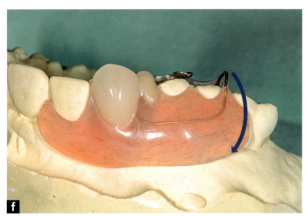

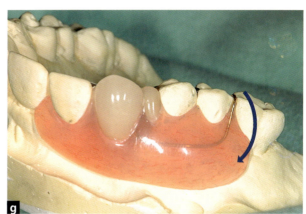

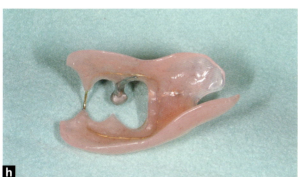

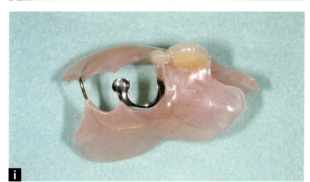

図 4 f〜i 義歯．2のポンティック遠心部のアンダーカットを利用した回転装着型の義歯．後方の支台歯は第一，第二小臼歯を利用し，クラスプの緩みに対応できるようにワイヤー補強（ワイヤーループ）を行っている．

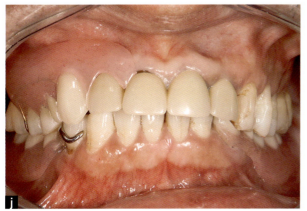

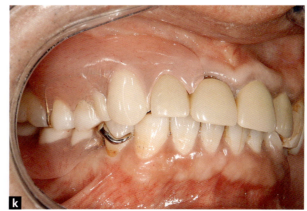

図 4 j, k 装着．義歯の維持・安定が得られている．審美的にも違和感はない．

10-5　case 5　上顎前歯2歯中間義歯症例

患者　19歳，女性

難易度　ケネディー分類　III級，アイヒナー分類　A1，宮地の咬合三角　第1エリア（**図5a**）

口腔内（**図5b〜d**）　唇顎裂で2|2が先欠であったが，矯正により1|1を右側に移動させている．欠損側隣接歯の歯頚部がやや露出しているために，歯冠長が長く見える．

設計線（**図5e**）

前処置（**図5f〜i**）　クラスプラインを自然に見せるため，右側前歯の欠損側隣接面の歯頚部にコンポジットレジン（CR）を添加した．さらに|3の歯頚部が凹面になっているため，CR充填でリカントゥアリングを行った．

義歯（**図5j〜m**）　唇側への動きを抑えるためにやや長めに舌面レストと基底結節レストを付与した．

使用樹脂　エステショットブライト（アイキャスト）

装着（**図5n,o**）　クラスプの上縁と歯頚部をできる限り合わせ，歯間乳頭部も不自然にならないようにつくられている．門歯相当部の左右非対称性はあるが，違和感はない．

設計の考察

　顎裂があり，インプラント処置には骨造成が必要なことから，現時点で義歯製作を希望されて来院された．以前よりホーレータイプのリテーナー義歯が入っていたため，義歯装着後も発音や異物感の訴えはなかった．ただ

図5b〜d　口腔内．唇顎裂で2|2が先欠であったが，矯正により1|1を右側に移動させている．欠損側隣接歯は根露出しているためにやや長めにみえる．

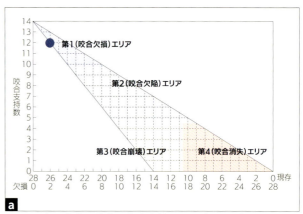

図5a　上顎前歯2歯中間義歯症例．ケネディー分類III級．アイヒナー分類A1．

し，一般的には前歯の少数歯中間欠損では，舌側の床が気になる場合があるため，製作前に事前に説明しておいたほうがよい．

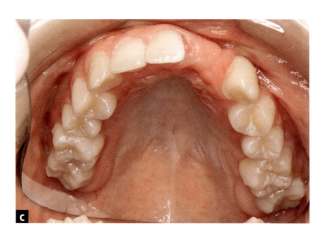

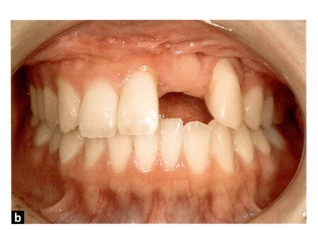

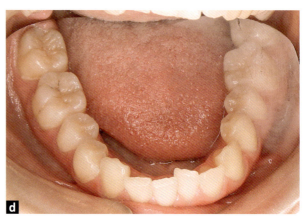

さらに，前歯中間欠損では，機能面と審美面での注意が必要である．前方運動時は他の残存歯でガイドができていないと義歯の転覆を起こしやすい．本症例では，前方運動時は右側前歯で，左側方運動時は|3でガイドが得られているため，義歯への負荷はさほど大きくなかった．

審美面では，歯頸部のラインと歯間乳頭の形態が不自然にならないように配慮して製作する（→ P82参照）．

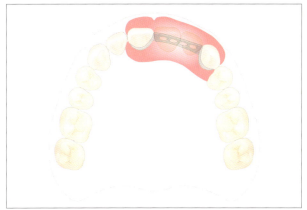

図5e 設計線．

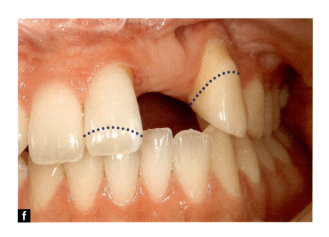

図5f〜i 前処置．|1相当部はサベイラインが高いため，コンポジットレジン（CR）により近心歯頸部のサベイラインを歯頸部寄りに修正した．|3は歯頸部が凹面になっているため，CR充填で凸面に修正した．

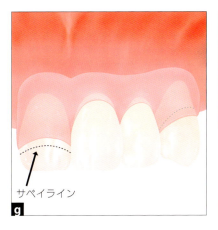
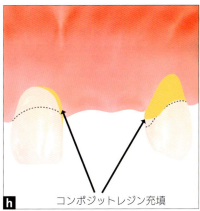
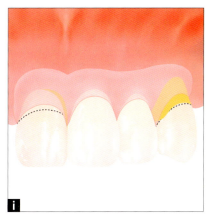

PART 2 ノンメタルクラスプデンチャーの製作テクニック

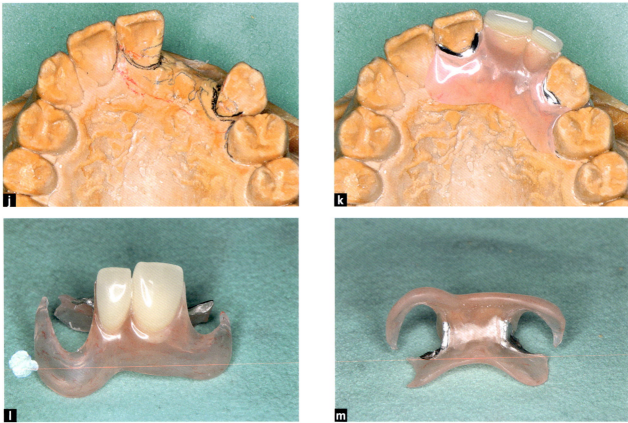

図5j〜m 義歯．唇側への動きを抑えるために，比較的長めの舌面レストと基底結節レストを付与した．

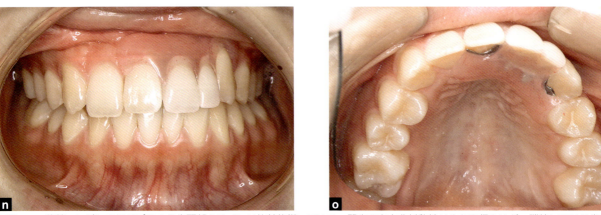

図5n, o 装着．レジンクラスプにより歯頸部のラインは比較的揃っている．門歯の左右非対称性はやむを得ないが，隣接している歯ではないため，極端な違和感はない．＊**m, o** は参考文献6より転載

110

10-6　case 6　下顎臼歯2歯中間義歯症例

患者　58歳，女性

難易度　ケネディー分類　Ⅲ級，アイヒナー分類　A2，宮地の咬合三角　第1エリア（**図6a**）

口腔内（**図6b~d**）　右下のブリッジの支台歯が歯根破折したため，6 5 欠損になっている．臼歯部咬合支持もあり，顎堤形態も良好．7 が近心傾斜しているため，回転装着義歯（→P54参照）を予定して前処置されたクラウンが装着されている．

設計線（**図6e**）

義歯（**図6f~i**）　7 近心のアンダーカットを利用した回転装着義歯（→P54参照）である．4 の遠心は義歯の回転に対応してできるだけアンダーカットができないようにクラウンを製作している．

　人工歯は審美性に配慮し，残存歯とクラスプ上縁と人工歯歯頚部ができるだけ揃うように製作されている（→P82参照）．5 4 間の歯間乳頭部も不自然にならないように人工歯の位置を設定している（→P82参照）．

使用樹脂　アルティメット（アルティメディカル）

装着（**図6j,k**）　歯頚ラインの位置，歯間乳頭の位置，義歯床の色は不自然にならないように配慮されている．

設計の考察

　2歯以上の中間欠損では，最後方支台歯の近心のアンダーカットを利用した回転装着義歯が有効な場合が多い．

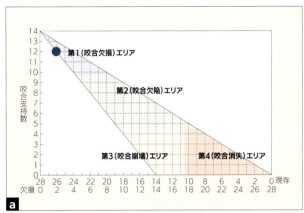

図6a　下顎臼歯2歯中間義歯症例．ケネディー分類Ⅲ級．アイヒナー分類A2．

近心傾斜している最後方支台歯のアンダーカットはレジンアームで覆われるために，食片圧入が起こりにくい利点がある．中間欠損ではあるが，やや咬合平面に乱れがあるため，レストの強度には十分配慮が必要である．

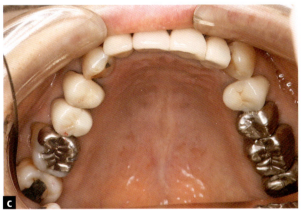

図6b~d　口腔内．下顎のメタルクラスプが気になり，上顎はノンメタルクラスプデンチャーを希望．顎堤や残存歯の状態は良好．

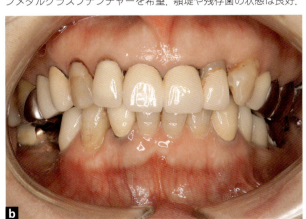

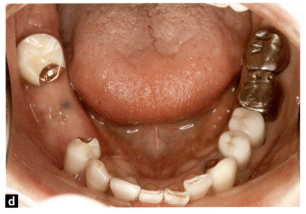

PART 2　ノンメタルクラスプデンチャーの製作テクニック

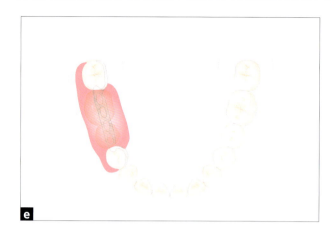

図6e　設計線.

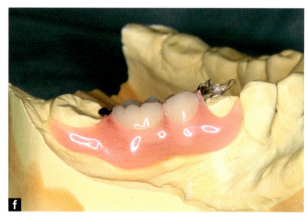
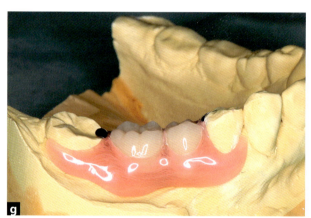
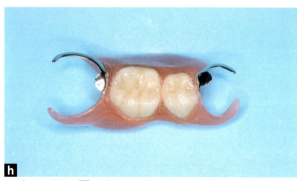
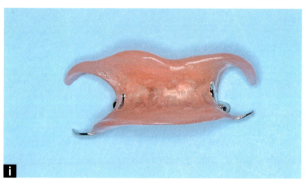

図6f～i　義歯.　7⏌の近心アンダーカットを利用した回転装着義歯．人工歯の排列とクラスプラインは，歯間乳頭の自然感と歯頚部の連続性に配慮している．

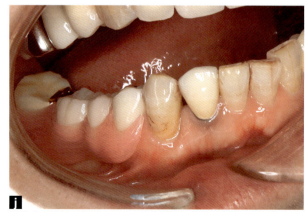
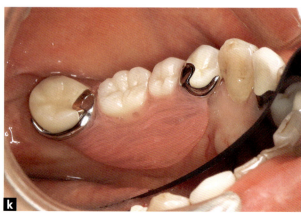

図6j, k　装着．歯頚ライン，歯間乳頭の位置は問題ない．義歯床の色はやや調和に欠けている．

10-7　case 7　上顎臼歯3歯中間義歯症例

患者　76歳，女性
難易度　ケネディー分類　Ⅲ級，アイヒナー分類　B1，宮地の咬合三角　第1エリア（**図7 a**）
口腔内（**図7 b〜d**）　片側3歯欠損の中間欠損症例である．歯根破折抜歯後の義歯であるが，やや顎堤吸収が大きい．咬合接触関係，残存歯に特記すべき事項はない．
設計線（**図7 e**）
義歯（**図7 f〜i**）　片側3歯欠損で，とくに前歯が支台になっている場合，頬舌回転を抑えることが難しい．このような症例では反対側に間接支台装置を設定する必要がある．連結強度の確保と異物感を少なくするために，金属の大連結子を用いている．
装着（**図7 j, k**）　レジンアームは歯間乳頭の手前で止めている．歯頸ラインの位置，義歯床の色は自然感がある．
使用樹脂　エステショットブライト（アイキャスト）
設計の考察
　中間3歯欠損は場合によっては，片側で修復することが可能な場合もある．本症例では4⏌抜歯後に片側設計の即時義歯を装着したが，頬側顎堤に発赤がみられる（**図7 c**）．したがって，**片側設計では頬舌回転を抑えられない**と判断して，反対側に間接支台装置を設けた．審美性にかかわらない部分に関してはメタルクラスプにした．

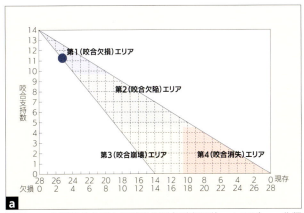

図7 a　上顎臼歯3歯中間義歯症例（両側設計）．ケネディー分類Ⅲ級．アイヒナー分類B1．

図7 b〜d　口腔内．片側設計の旧義歯による顎粘膜の発赤と圧痕がみられる．顎堤の吸収がやや大きい．

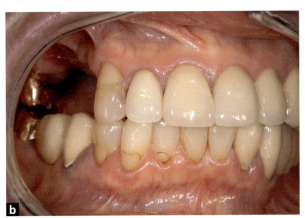

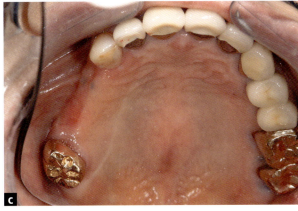

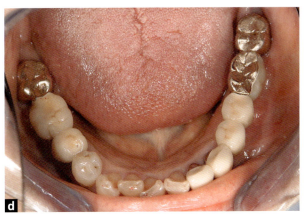

PART 2 ノンメタルクラスプデンチャーの製作テクニック

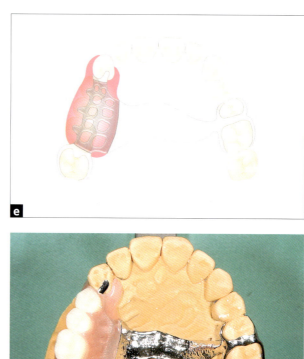

図7e 設計線.

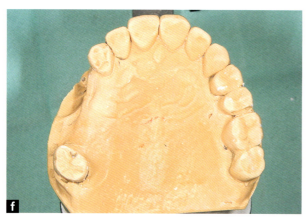
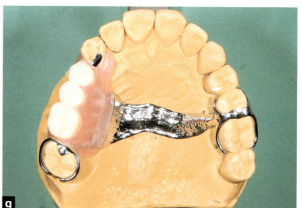
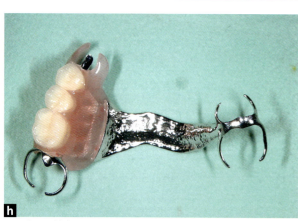
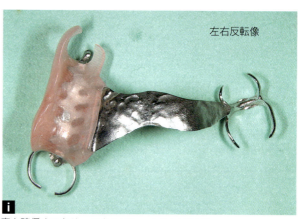

左右反転像

図7f〜i 義歯. 義歯の頰舌回転を抑えるため, 両側設計にした. 連結強度を確保するため, メタルフレームにしている.

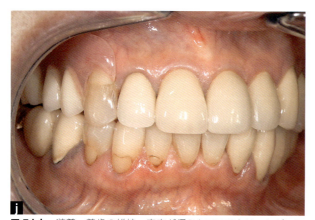
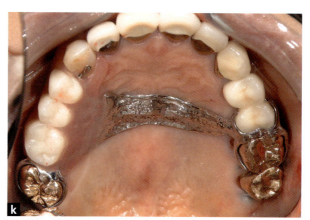

図7j, k 装着. 義歯の維持・安定が得られているため, レジンアームは歯間乳頭の手前でとめている. 歯頸ラインも自然である.

114

10-8 case 8 下顎両側臼歯中間義歯症例

患者 58歳，女性

難易度 ケネディー分類 Ⅲ級1類，アイヒナー分類B3，宮地の咬合三角 第3エリア（図8a）

口腔内（図8b〜d） 上顎にはすでにポリアミド系樹脂のノンメタルクラスプデンチャーが装着されている．6年間使用しているとのことだが，レストがなく，変色も著しいが，新製は希望されていない．`3のメタルクラスプが破損したことをきっかけに，クラスプが目立つとのことで下顎義歯を新製希望．咬合支持域は右側小臼歯部のみであるが，下顎は両側性中間欠損になるため，義歯の安定は得られる可能性がある．

設計線（図8e）

義歯（図8f〜j） 両側性の中間欠損であり，支持を重視すれば，連結強度は金属でなくても，頬舌回転や水平性の遠心回転を抑えることができる（→P34参照）．連結子を樹脂にすることにより，たわませて着脱ができ，支台歯舌側のアンダーカットを有効に利用できる（→P55参照）．

使用樹脂 エステショットブライト（アイキャスト）．

装着（図8k〜m） 歯槽堤が発達しており，歯頸部歯肉直下のアンダーカットが大きくなる．そのため，**レジンアームの上縁が歯冠側にあり，やや審美性にかける**．

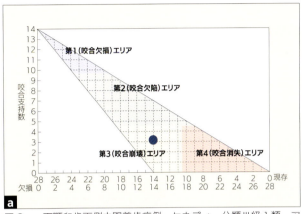

図8a 下顎臼歯両側中間義歯症例．ケネディー分類Ⅲ級1類．アイヒナー分類B3．

設計の考察

両側性の中間欠損は支持を確実にすれば，比較的安定した義歯ができる．本例では舌側のアンダーカットを利用して義歯の維持を得ているため，頬側のレジンアーム

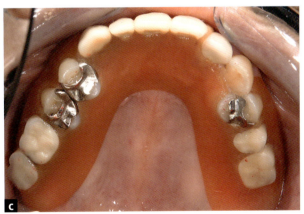

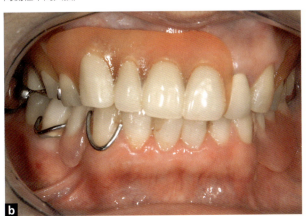

図8b〜d 口腔内．上顎にはレストのないポリアミド系の義歯が装着されている．下顎義歯のクラスプが目立つため新製を希望．両側性中間欠損．

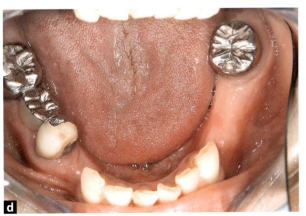

は短くすることができる．**審美性と予防歯学的配慮の点で，レジンアームはできるだけ歯面を覆わない配慮が必要**である．

本症例では，樹脂にエステショットブライトを使用したが，樹脂をたわませて装着させるため，ポリアミド系樹脂を選択したほうが連結子の破折リスクは少ない．

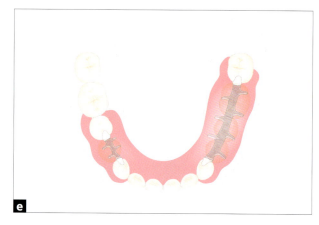

図8 e 設計線．

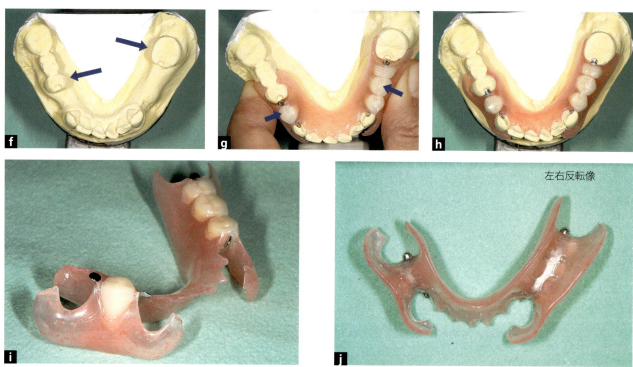

図8 f〜j 義歯．義歯舌側に比較的大きなアンダーカットがあるので，連結子をたわませて挿入する．

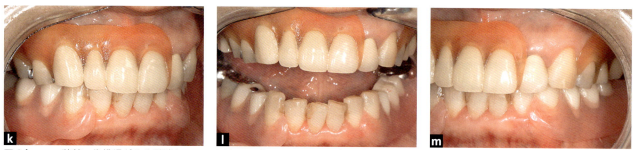

図8 k〜m 装着．歯槽堤がやや発達しているため，レジンアームの張り出しが大きい．舌側で維持させているため，頰側のレジンアームは短くしてもよい．

10-9 case 9 上顎臼歯片側遊離端義歯症例（片側設計）①

患者 70歳，女性

難易度 ケネディー分類 Ⅱ級，アイヒナー分類 B1，宮地の咬合三角 第1エリア（**図9a**）

口腔内（**図9b～d**） 6]う蝕で抜歯後の義歯希望．下顎のクラスプが目立つため，上顎はノンメタルクラスプデンチャー希望．顎堤形態，残存歯の状態は良好．欠損部との対合接触は義歯．咬合状態など特記すべき問題はない．

設計線（**図9e**）

義歯（**図9f～i**） 5|4間にレストとガイドプレーンを形成している．口蓋側ブレーシングアームをメタルで製作し，欠損部脚部につなげることによって，連結強度を確保し，口蓋側の床の厚さを薄くしている．

使用樹脂 エステショットブライト（アイキャスト）．

装着（**図9j, k**） 歯頸ラインの位置，歯間乳頭の位置，義歯床の色は自然感がある．

設計の考察

　片側遊離端欠損を片側で設計するためには，支台歯・顎堤・咬合接触すべてが，義歯の動きを抑えるために有効にはたらいていなければならない．とくに，義歯の頬舌回転と水平性遠心回転は欠損に隣接する直接支台装置に負担が大きいため，注意して設計しなければならない（→P35参照）．

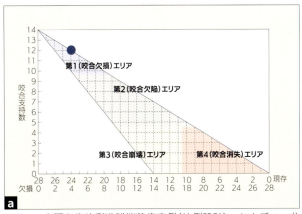

図9a 上顎臼歯片側遊離端義歯症例（片側設計）．ケネディー分類Ⅱ級．アイヒナー分類B1．

　本症例では対合が義歯であり，残存歯の咬合支持もしっかりしている．顎堤の吸収も大きくないため，片側設計の条件は整っている．その1つでも条件が整っていないならば，支台歯の連結，あるいはメタルによる把持効果の確保が必要である（→P46参照）．

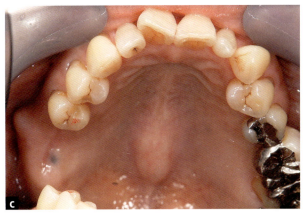

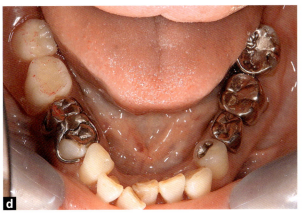

図9b～d 口腔内．下顎のメタルクラスプが気になり，上顎はノンメタルクラスプデンチャーを希望．顎堤や残存歯の状態は良好．

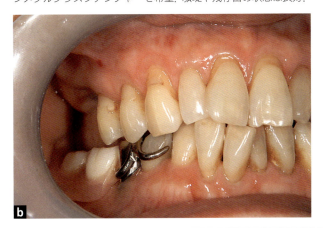

図9 e 設計線.
図9 f～i 義歯.顎堤は平坦で,義歯床でも十分な支持が得られる.5 4|には確実な支持と把持を得るためにレストシートとガイドプレーンを形成している.
図9 j,k 装着.歯頚ライン,歯間乳頭の位置,義歯床の色は自然である.3|のレジンアームがやや空いている.歯頚部が凹面になっているため,レジン充填で対応する.

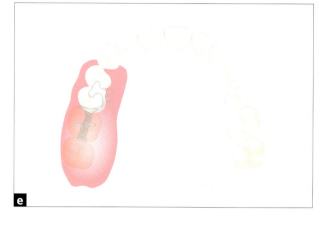

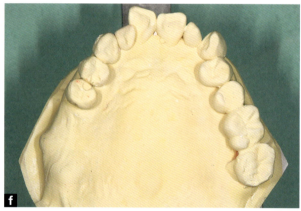

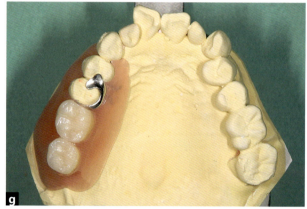

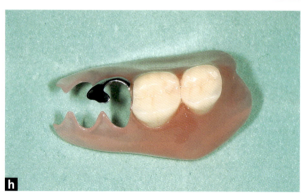

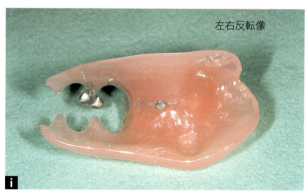

左右反転像

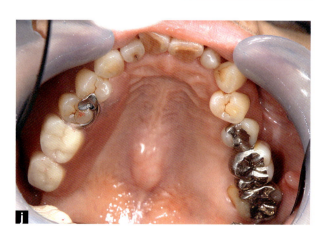

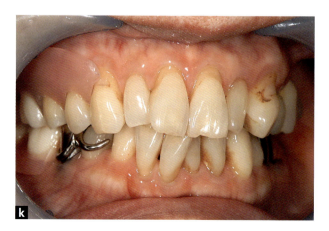

CHAPTER 10 ノンメタルクラスプデンチャーの設計例

10-10 case 10　上顎臼歯片側遊離端義歯症例（片側設計）②

患者　83歳，女性

難易度　ケネディー分類　Ⅱ級，アイヒナー分類　B1，宮地の咬合三角　第2エリア（**図10a**）

口腔内（図10b～d）　7̲ 6̲欠損部の対合接触は⑦6̲⑤ブリッジである．上顎欠損部の義歯の支台歯となる歯（5̲ 4̲）はブリッジになっている．残存歯の状態は良好であるが，6̲部の顎堤の吸収は大きい．咬合状態などに特記すべき問題はない．

設計線（図10e）

義歯（図10f～i）　頰舌回転，水平性遠心回転への対応として，ワイヤーループを使用している（→ P46, 57参照）．

使用樹脂　エステショットブライト（アイキャスト）．

装着（図10j, k）　ワイヤーループがわずかに見えるが，実際の生活上は目立たない．レジンアームの歯頸ラインの位置，義歯床の色にはとくに気になる点はない．

設計の考察

　前症例と同じ片側遊離端欠損の片側設計の症例である．ワイヤーループの使用であり，水平性の遠心回転に対しては抵抗が少ない．本症例では支台歯となる5̲ 4̲が⑤4̲③ブリッジで固定されており，支台歯への影響は少ないと考えて設計した．**支台歯が連結されていない場合は，この設計では支台歯が動揺する危険がある**（→ P46参照）．

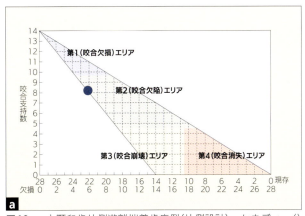

図10a　上顎臼歯片側遊離端義歯症例（片側設計）．ケネディー分類Ⅱ級．アイヒナー分類B1．

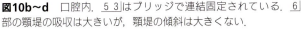

図10b～d　口腔内．5̲ 3̲はブリッジで連結固定されている．6̲部の顎堤の吸収は大きいが，顎堤の傾斜は大きくない．

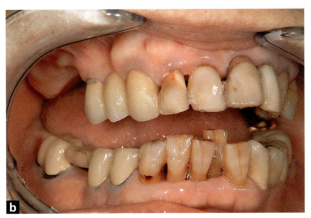

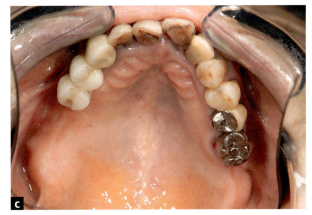

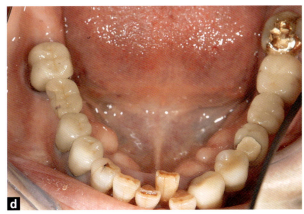

PART 2　ノンメタルクラスプデンチャーの製作テクニック

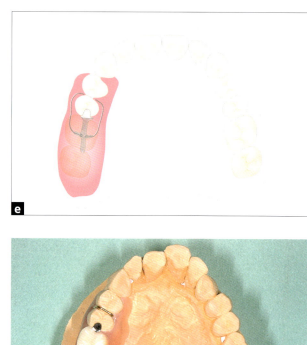

図10e　設計線.

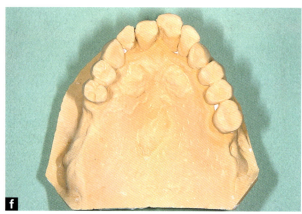
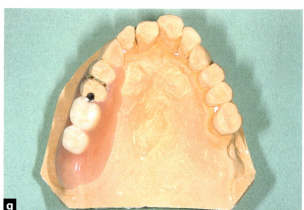
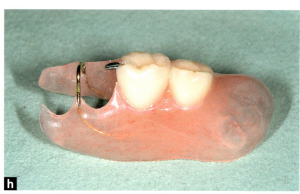
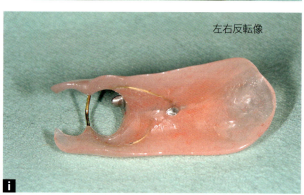

左右反転像

図10f〜i　義歯．頬舌回転・水平性遠心回転に抵抗するため，ワイヤーループを設定している．義歯床は広めに設定．

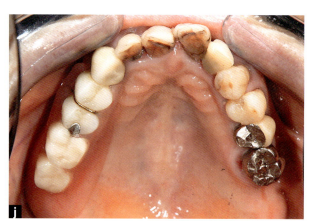
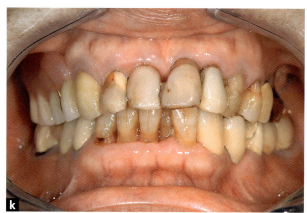

図10j, k　装着．ワイヤーループが目立たないように十分なグルーブを形成する．5|が連結されていない場合は，この設計では5|が過重負担になるので注意する．

120

10-11 case11 下顎臼歯片側遊離端義歯症例（片側設計）③

患者 72歳，女性

難易度 ケネディー分類 Ⅱ級，アイヒナー分類 Ｂ２，宮地の咬合三角 第２エリア（**図11a**）

口腔内と歯列模型（図11b~f） 7̅ 6̅欠損で，アングル２級１類．支台歯はジルコニアブリッジで前処置が施されている．犬歯には基底結節レストが付与されている．顎堤の形態は傾斜が少なく，丸みがあり，支持に適している．

設計線（図11g）

義歯（図11h~l） レストは支台歯すべてに設けられており，それぞれの歯間部にもガイドプレーンが形成されている．剛性のあるメタルフレームは支台歯と確実に適合している．人工歯は１歯のみの排列となっている．

使用樹脂 エステショットブライト（アイキャスト）

装着（図11m,n） 義歯の適合も良好で，自然感がある．

設計の考察

前の２症例でも述べたが，片側遊離端義歯を片側で設計する場合，外側性把持（→P36参照）で抑えざるを得ない．

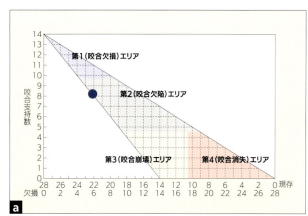

図11a 上顎臼歯片側遊離端義歯症例（片側設計）．ケネディー分類Ⅱ級．アイヒナー分類Ｂ２．

柔らかいレジンアームのみで義歯床の動きを止めることは難しく，欠損に隣接する支台歯に過剰な負荷がかかるため，少なくとも連結が必要である．

本症例は支台歯すべてにレストとガイドプレーンが形成されており，義歯床の沈下や水平性遠心回転，頬舌回

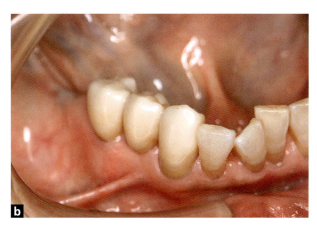
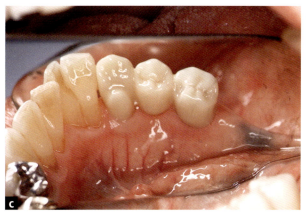
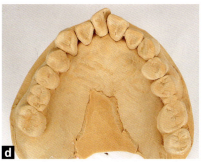
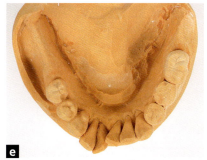
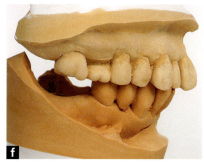

図11b~f 口腔内と歯列模型．アングル２級１類の上顎前突であり，下顎第二小臼歯と上顎第一大臼歯が接触している．下顎支台歯は前処置の施されたブリッジが装着されている．

転に抵抗している．とくに犬歯の基底結節レストは義歯床の動きを抑えている．さらに義歯床の垂直性遠心回転を少なくするために人工歯を1歯のみの排列にしている．
※本症例は(株)シンワ歯研　吉田馨太氏のご厚意により提供（術者：深井・加藤歯科医院　加藤まり先生）

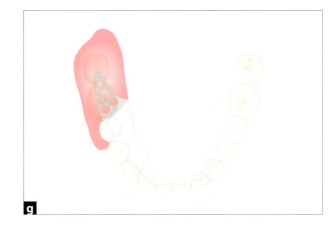

図11g 設計線．

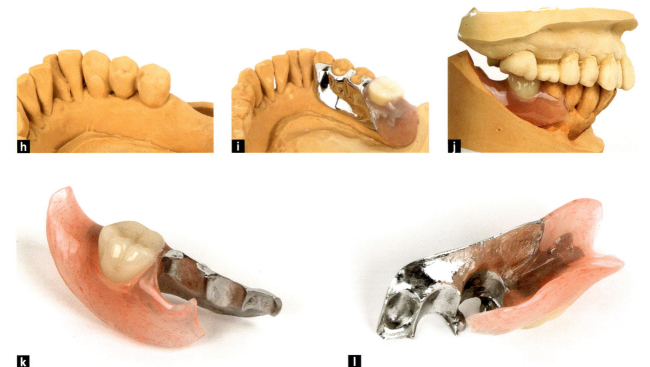

図11h〜l 義歯．すべての支台歯にレストとガイドプレーンが形成されており，メタルフレームと適合している．人工歯は1歯のみ排列されている．

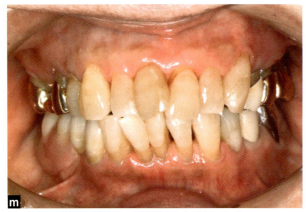
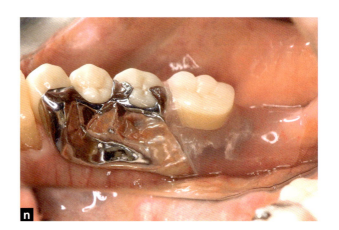

図11m, n 装着．安定性・審美性ともに良好である．

10-12 case 12　下顎臼歯片側遊離端義歯症例（両側設計）

患者　68歳，女性
難易度　ケネディー分類　Ⅱ級，アイヒナー分類　B2，宮地の咬合三角　第2エリア（**図12a**）
口腔内（**図12b～d**）　欠損の対合はわずかに挺出がみられるが，クリアランスは十分あり，顎堤の形態も良好である．その他特記すべき問題はない．
設計線（**図12e**）
義歯（**図12f～i**）　片側遊離端欠損部の頰舌回転・水平性遠心回転を抑えるために，反対側に強固な間接支台装置を設定している．義歯の動きを抑えることを優先して，リンガルプレートで設計した．直接支台装置には近心レストを設定している．
装着（**図12j, k**）　適合は良好であり，機能的には問題がない．しかし，審美性に関して配慮しておかなければならない点がいくつかある症例である．レジンアームの上縁と残存歯の歯頸部の位置は揃っているが，人工歯の歯頸部とは揃っていない．4̄3̄間の歯間乳頭の形態が不自然に見える．人工歯のシェードがやや白い．間接支台装置のメタルクラスプの位置がやや高い．
使用樹脂　エステショットブライト（アイキャスト）
設計の考察
　プラークコントロールがよいため，**予防歯学的な配慮よりも義歯の動きを抑えることを優先して，メタルプ**

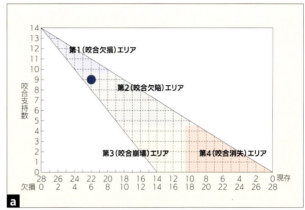

図12a　下顎臼歯片側遊離端義歯症例（両側設計）．ケネディー分類Ⅱ級．アイヒナー分類 B2．

レートでの設計を選択した．とくに7̄-4̄遊離端義歯では義歯床の浮き上がりに抵抗する効果は大きい．
　下顎の小臼歯部ではさほど気になるレベルではないが，残存歯，レジンアームの上縁，人工歯の歯頸ライン

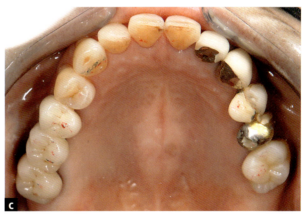

図12b～d　口腔内．欠損の対合がわずかに挺出しているが，クリアランスは十分であり，顎堤の形態も良好．

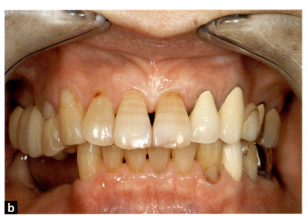

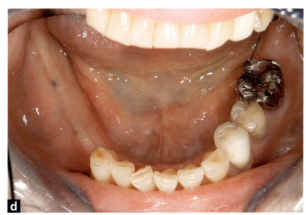

は，できるだけ揃えるべきである（→P75参照）．歯間乳頭部も残存歯と調和しないようであれば，人工歯の排列位置を近心によせるか，人工歯に硬質レジンを追加充填する（→P77参照）．

図12e 設計線．
図12f～i 義歯．頬舌回転・水平性遠心回転を抑えるため，⌊5 6 に強固な間接支台装置を設定し，連結子の剛性も確保した．
図12j, k 装着．適合は良好．下顎で目立たないが，人工歯と残存歯の歯頸ラインが揃うとよい．

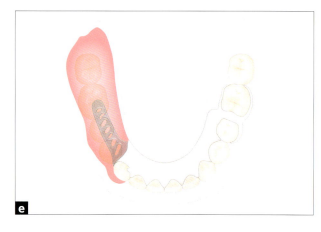
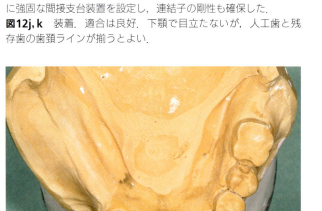
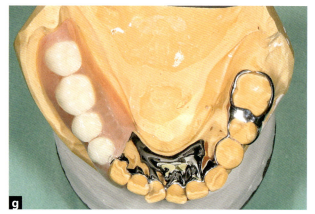
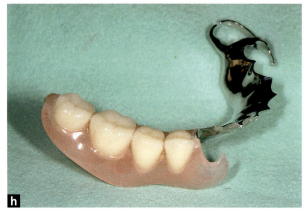
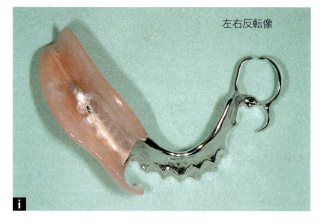

左右反転像

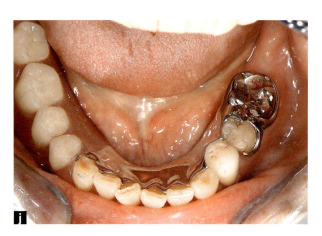
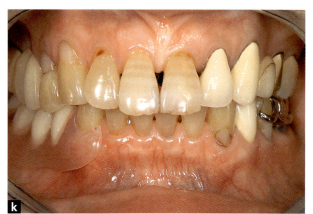

10-13 case 13　上顎前歯臼歯複合義歯症例

患者　70歳，女性
難易度　ケネディー分類　Ⅱ級1類，アイヒナー分類B4，宮地の咬合三角　第3エリア（**図13a**）
口腔内（**図13b〜d**）　前歯のみの咬合接触である．顎堤の形態は良好である．ブラキシズムなどの異常機能はない．下顎にはレジン床が装着されており，上顎の義歯製作を希望．
設計線（**図13e**）
義歯（**図13f〜i**）　審美性にかかわる部分のみレジンアームにしている．口蓋側および大臼歯部はメタルクラスプとした．前歯傾斜と臼歯の傾斜が違うため，着脱方向を前歯の方向を基準に設定した（→P55, 56参照）．大連結子はパラタルストラップ（パラタルバーの厚みを薄くし，幅を広くしたもの）にして強度を確保し，異物感を少なくするために，できるだけ左右対称に走行させるようにした（→P40, 41参照）．
使用樹脂　エステショットブライト（アイキャスト）．
装着（**図13j, k**）　⌊1のレジンアームがやや目立ち，歯頸部歯肉との調和に乏しい．人工歯のシェードがやや白い．咬合接触は第一大臼歯までは中心咬合位で均等接触させているが，第二大臼歯ではやや弱めにしている．側方運動時は右側では残存歯のガイドに合わせ，左側では両側性平衡咬合を付与している．

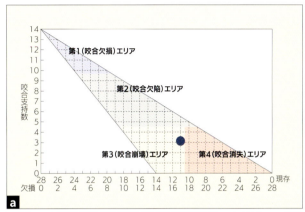

図13a　上顎前歯臼歯複合義歯症例（両側設計）．ケネディー分類Ⅱ級1類．アイヒナー分類B4．

設計の考察
　このような多数歯欠損は，ノンメタルクラスプデンチャーの積極的な適応症例とはいえない．しかし，臼歯の咬合支持がなく，臼歯の対合が義歯である場合は，比

図13b〜d　口腔内．顎堤形態は良好であるが，前歯のみの接触である．咬合接触している上顎前歯は生活歯でフレアアウトはない．

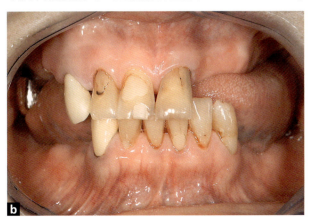

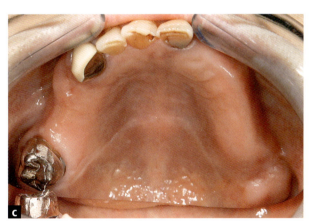

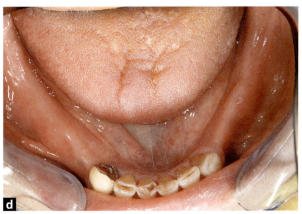

PART 2　ノンメタルクラスプデンチャーの製作テクニック

較的咬合力も弱く，義歯の回転に抵抗する残存歯の分布と顎堤形態であれば，義歯の安定は確保できる．
　|1のレジンアームは歯間乳頭まで延ばす必要はないかもしれない．その際，口蓋側のブレーシングアーム（拮抗腕・把持腕）は近心隅角を超えるまで延長する必要がある．

図13e　設計線．
図13f～i　義歯．審美性にかかわる部位以外はメタルクラスプにして，剛性に配慮した．レジンアームに負担がかからないように前方から着脱する．
図13j, k　装着．2 1|1の歯冠形態と歯冠色が改善できれば，さらに自然感が得られる．

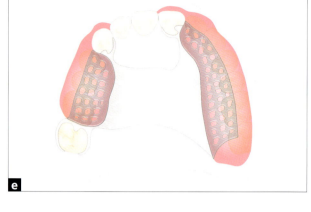

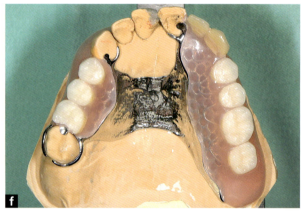
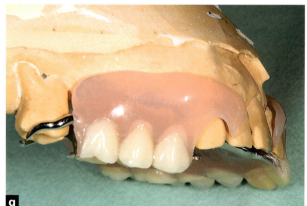

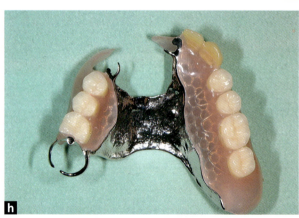
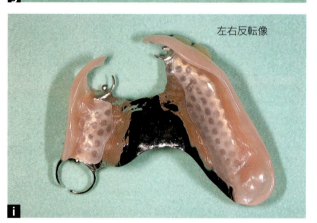

左右反転像

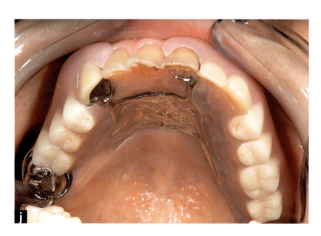
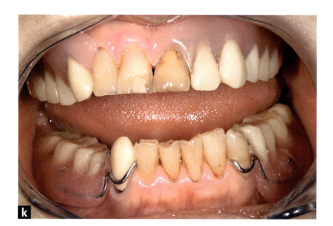

10-14 case 14 下顎臼歯複合義歯症例（間接支台装置のブリッジ）

患者 79歳，女性

難易度 ケネディー分類 Ⅱ級1類，アイヒナー分類 B2，宮地の咬合三角 第2エリア（**図14a**）

口腔内（**図14b～d**） 上顎左側臼歯部にはミニダルボアタッチメント義歯が装着されている．下顎右側は遊離端欠損で，5の欠損部は固定性ブリッジが装着されている．顎堤の形態は良好である．補綴歯が多いが，咬合接触などに特記すべき問題はない．下顎歯列の正中は左側にずれているが，機能上問題ない．

設計線（**図14e**）

義歯（**図14f～i**） 5部のポンティックを外して，Ⅱ級義歯をⅡ級1類義歯とした．舌側連結子は十分なスペースがあるため，リンガルバーで対応している．支台歯には咬合面レストを設定し，把持部はメタルクラスプで安定性を確保し，維持部のみをレジンアームとした．大連結子は，予防歯学的配慮からリンガルバーで設計した．義歯の安定・審美性に関しては大きな問題はない．咬合接触も中心咬合位でのみ接触させ，側方運動時に人工歯が過重負担にならないように配慮した．

使用樹脂 アミド・デ・ショット（アイキャスト）

装着（**図14j, k**） 義歯の維持安定に問題はない．審美的にも満足されている．理想的には，5の人工歯排列位置を近心にずらしたほうがよい．

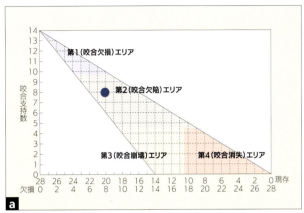

図14a 下顎臼歯複合義歯症例（間接支台装置のブリッジ）．Ⅱ級1類，アイヒナー分類 B2．

設計の考察

すでに下顎左側にブリッジが入っているが，このまま義歯を製作すると，左側の間接支台装置の破折リスクや頬側のメタルクラスプが見えることによる審美不良が起

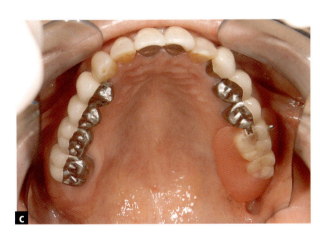

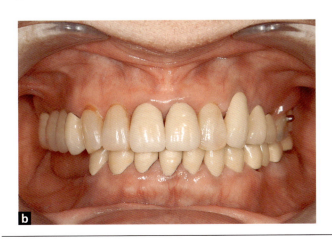

図14b～d 右側は遊離端欠損であり，顎堤の形態は良好である．④5⑥のブリッジが装着されている．

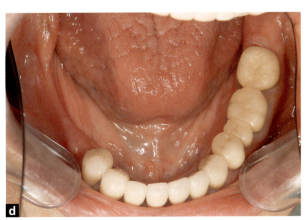

PART 2　ノンメタルクラスプデンチャーの製作テクニック

こる．ブリッジのポンティック部を外すことによって，義歯を中間欠損化することができ，間接支台装置の破折や審美的配慮に対応できる．さらに，内側性把持を増やすことができるため，義歯の安定性が増す（→P36参照）．

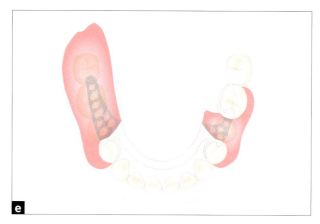

図14e　設計線．

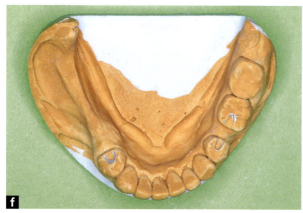
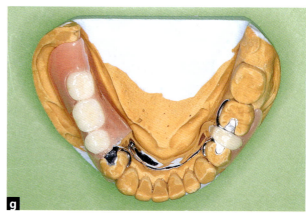

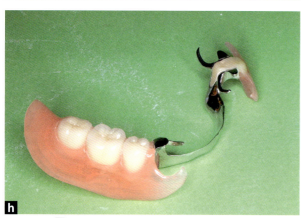
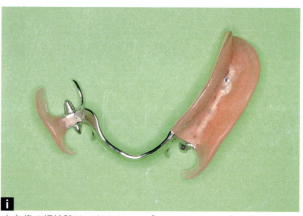

図14f～i　「5部のポンティックを外して，義歯の欠損に組み入れている．支台歯の把持腕はメタルクラスプにしている．＊f, g, k は参考文献7より転載

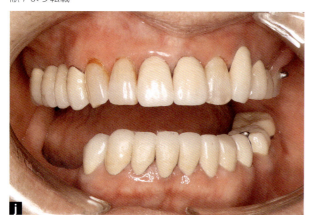
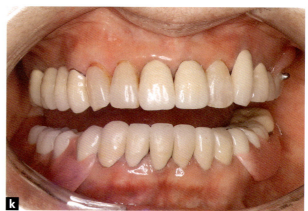

図14j, k　義歯の維持安定は良好である．審美的には，「5の人工歯排列位置をもう少し近心に排列するとよい．

10-15 case 15　下顎臼歯複合義歯症例（根面キャップ）

患者　69歳，女性

難易度　ケネディー分類　Ⅰ級，アイヒナー分類　B3，宮地の咬合三角　第2エリア（**図15a**）

口腔内（図15b〜d）　前歯と小臼歯1歯のみの咬合接触である．7には根面キャップが装着されている．顎堤の形態は良好である．補綴歯が多いが，咬合接触などに特記すべき問題はない．

設計線（図15e）

義歯（図15f〜i）　3の支台歯には強固な基底結節レストが設定されている．把持部は，メタルクラスプで安定性を確保し，維持部のみをレジンアームとした．大連結子は，予防歯学的配慮からリンガルバーで設計した．根面キャップ周囲はメタルの脚部で囲い，義歯の沈下を防止している．

使用樹脂　エステショットブライト（アイキャスト）

装着（図15j, k）　義歯の安定・審美性に関しては大きな問題はない．咬合接触も中心咬合位でのみ接触させ，側方運動時に人工歯が過重負担にならないように配慮した．

設計の考察

　比較的大きな欠損形態であるが，顎堤の状態・残存歯の分布・咬合力の強さから，義歯の回転抑制は設計で対

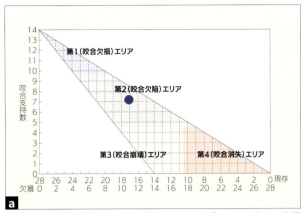

図15a　下顎臼歯複合義歯症例（根面キャップ）．ケネディー分類Ⅰ級．アイヒナー分類B3．

応できると考えられた．**遊離端部の支台歯の基底結節レストは義歯の遠心移動への対応**として必要である（→P47参照）．もし，7が欠損していて両側遊離端欠損であれば，4は同様の理由で近心レストがよい（→P47参照）．

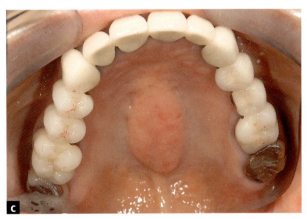

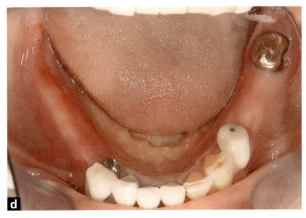

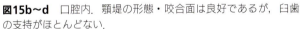

図15b〜d　口腔内．顎堤の形態・咬合面は良好であるが，臼歯の支持がほとんどない．

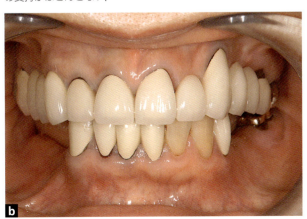

図15e 設計線.
図15f〜i 義歯.支持と把持,連結強度はメタルで剛性を確保している.
図15j, k 装着.歯頚ラインや歯間乳頭の位置は自然である.

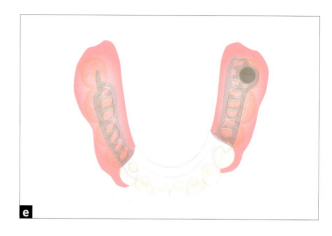
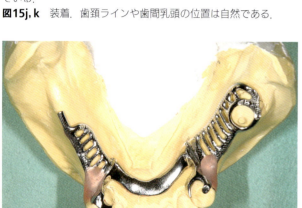
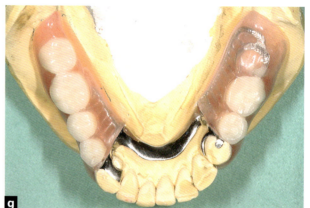
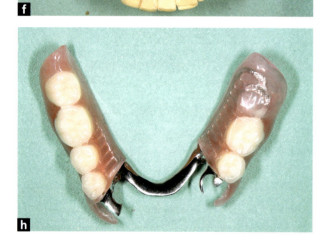
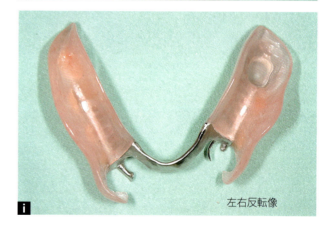

左右反転像

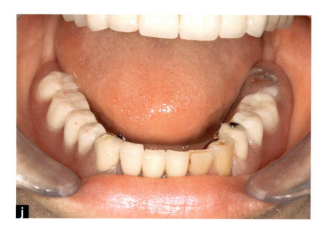
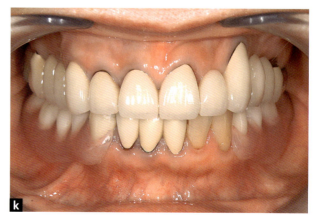

10-16 case 16　上顎臼歯両側遊離端義歯症例

患者　89歳，女性

難易度　ケネディー分類　Ⅰ級，アイヒナー分類　B2，宮地の咬合三角　第2エリア（**図16a**）

口腔内（**図16b～d**）　両側遊離端欠損である．4|は欠損しており，ブリッジが装着されている．残存歯の骨植・顎堤の形態は良好である．

設計線（**図16e**）

義歯（**図16f～i**）　両側遊離端欠損の典型的な症例である．両側の支台歯の口蓋側にメタルのブレーシングアーム（把持腕）を設計し，金属のパラタルストラップで連結強度を高めている．義歯床の遠心方向への移動に配慮し，5|5の近心レストとガイドプレーンを設定している．予防歯学的配慮から支台歯の口蓋側歯頸部は開放している．

使用樹脂　エステショットブライト（アイキャスト）

装着（**図16j, k**）　義歯の安定・審美性に関しては大きな問題はない．咬合接触も中心咬合位でのみ接触させ，側

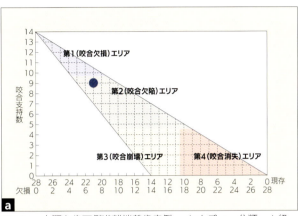

図16a　上顎臼歯両側遊離端義歯症例．ケネディー分類　Ⅰ級，アイヒナー分類　B2．

方運動時に人工歯が過重負担にならないように配慮した．

設計の考察

　比較的多くみられる症例である．連結強度を高め，把持効果を確保することが大切である．両側の小臼歯が残存していることは義歯の安定に役立っている．

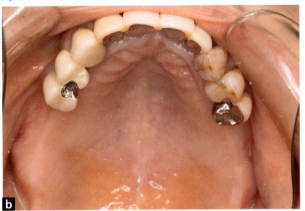

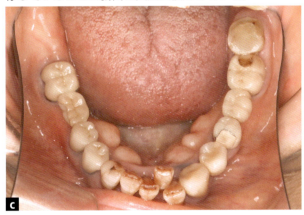

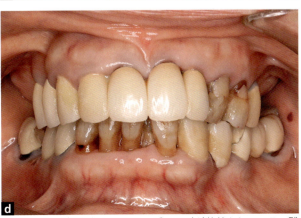

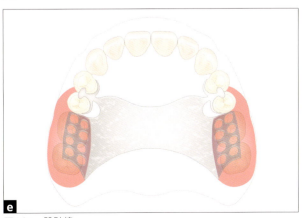

図16b～d　4|は欠損しており，ブリッジが装着されている．残存歯の骨植・顎堤の形態は良好である．

図16e　設計線．

PART 2 ノンメタルクラスプデンチャーの製作テクニック

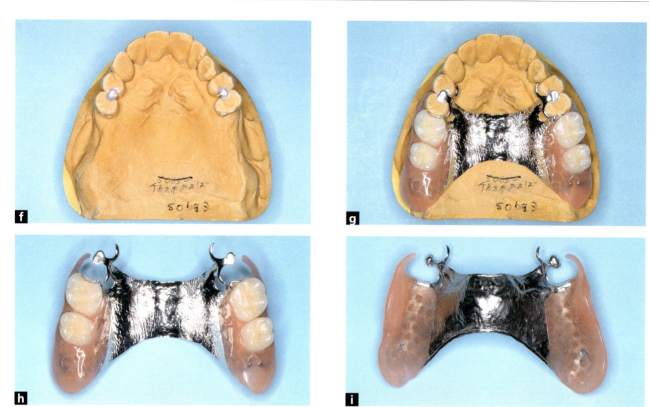

図16f〜i 両側支台歯の口蓋側にメタル把持腕を設計し，メタルパラタルストラップで連結強度を高めている．近心レストにより，義歯床の遠心方向への移動を抑えている．＊gは参考文献6，iは参考文献8より転載

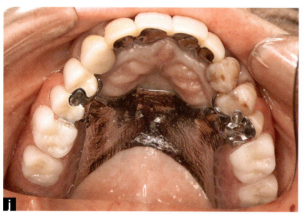
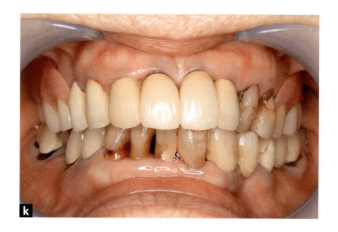

図16j,k 義歯の維持，安定は良好であり，審美的にも違和感はない．

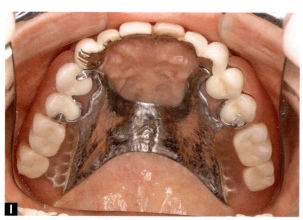
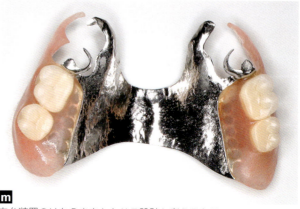

図16l,m 参考設計症例．別法として 4|4 の近心にレストを付与して間接支台装置のはたらきをもたせる設計も考えられる．

132

10-17 case 17 上顎前歯臼歯複合義歯症例（少数歯残存症例）

患者 65歳，男性

難易度 ケネディー分類 Ⅰ級，アイヒナー分類 B3，宮地の咬合三角 第3エリア（**図17a**）

口腔内（**図17b〜d**） 少数歯残存症例である．咬合接触は|3 4のみであり，3|には根面キャップが装着されている．顎堤形態は良好である．

設計線（**図17e**）

義歯（**図17f〜i**） 支台歯は3歯しかないため，すべてを利用して義歯の安定化を図る．義歯床は少数歯残存であるため，可及的に広く設計した．

使用樹脂 エステショットブライト（アイキャスト）

装着（**図17j, k**） 義歯の安定・審美性に関しては大きな問題はない．側方運動時に義歯の動揺をできるだけ小さくするように，両側性平衡咬合を与えるように意識して，調整を行った．

設計の考察

本症例では，**オーバーデンチャーにしたほうが長期的予後がよい**かも知れない．3|の根面キャップがあることによって，義歯の頬舌回転・水平性遠心回転が抑えられ，レジンクラスプでの設計を可能にしている．将来的には**フルデンチャーに移行することも考慮**して，メタルフレームは口蓋全面を覆っている．また，|3 4のレジンアームの尖端同士が連続している．

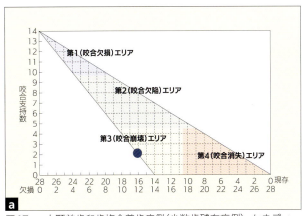

図17a 上顎前歯臼歯複合義歯症例（少数歯残存症例）．ケネディー分類Ⅰ級．アイヒナー分類B3．

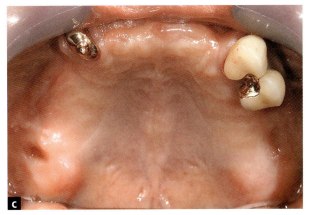

図17b〜d 口腔内．顎堤形態は良好であるが，咬合支持は|3 4のみである．

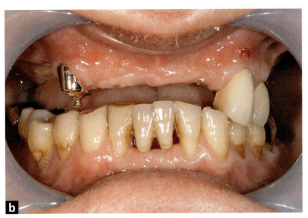

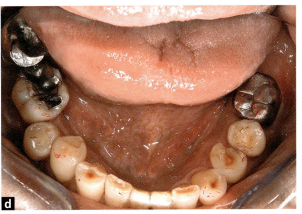

図17e 設計線.
図17f～i 義歯.フルデンチャーへの移行も考えて義歯床は可及的に広く設計した.
図17j, k 装着.審美性に問題はない.側方運動時の義歯の動揺をできるだけ抑えるように咬合調整する.

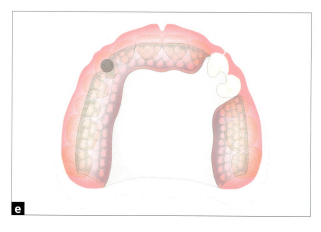
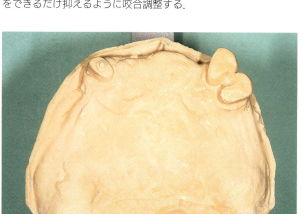
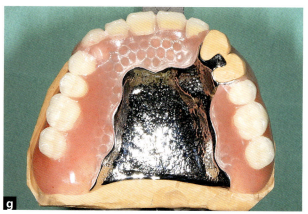
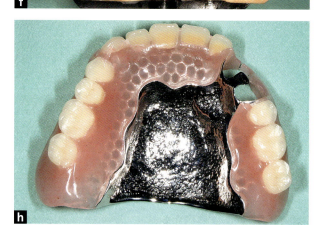
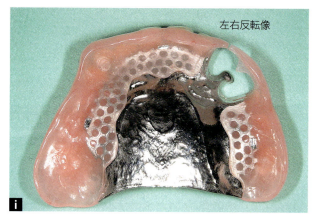

左右反転像

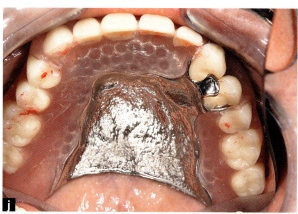
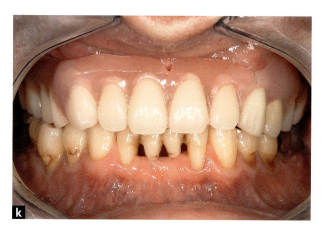

CHAPTER 10 ノンメタルクラスプデンチャーの設計例

10-18 case 18 上下顎臼歯遊離端義歯症例

患者 70歳，女性
難易度 ケネディー分類　上顎：Ⅰ級１類，下顎：Ⅰ級，アイヒナー分類　B４，宮地の咬合三角　第３エリア（**図18a**）
口腔内（**図18b～d**）　両側臼歯部が欠損しており，上顎は前歯１歯欠損している．現在装着されている義歯は，|2部のスペースが大きいため，１歯半の人工歯を排列している．下顎に骨隆起を認める．被蓋は２～３mmで，上顎前歯のフレアは認めない．
設計線（**図18e, j**）
義歯（**図18f～i, k～n**）
下顎は骨隆起があるため，調整する場合を想定して，金属床ではなく，レジン床タイプの義歯を製作することとした．上顎は，|2の欠損部を利用して把持効果を得るよりも，上顎前歯のフレアアウト防止と義歯形態の単純化を目的として，上顎前歯部をブリッジとして臼歯部遊離端義歯の設計を行った．上顎義歯は連結強度を優先し，金属床タイプとした．
使用樹脂 エステショットブライト（アイキャスト）
装着（**図18o～q**）　義歯の適合と安定は良好である．審美的にも満足されている．欠損部分が大きく，レジンクラスプの過重負担が予想されるため，歯頸部下の歯肉を

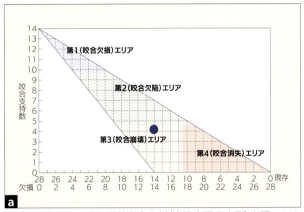

図18a　上下顎臼歯遊離端義歯症例（少数歯残存症例）上顎：ケネディー分類Ⅰ級１類，下顎：ケネディー分類Ⅰ級，アイヒナー分類　B４．

できる限り大きく覆った．
設計の考察
　上顎前歯の１歯欠損部を義歯に取り込むか，前歯をブ

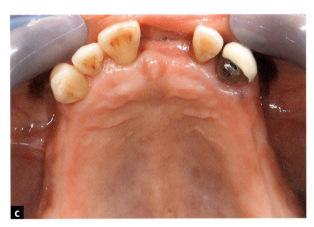

図18b～d　口腔内．両側臼歯部が欠損しており，上顎は前歯１歯欠損している．現在装着されている義歯は前歯に１歯半分の人工歯を配列している．キャストクラスプが目立つ．

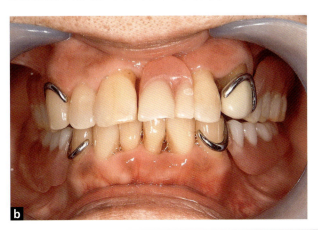

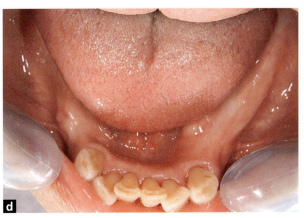

リッジにして臼歯部の義歯を装着するかは悩むところである．上下臼歯部の咬合支持が失われており，上顎前歯への過重負担と義歯が複雑な形態になることを考えて，患者と相談のうえ，上顎前歯をブリッジとして，臼歯義歯を選択した．レジンクラスプの破折と緩みを防ぐた め，レジンアームは曲面形態で，できる限り歯頸部歯肉を覆うようにした（→P138参照）．形態としては，薄くて強度のある二枚貝の貝殻の形態をイメージするとよい（**図18r,s**）

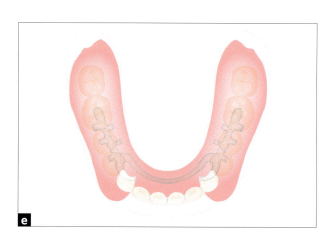

図18e 設計線．上顎前歯部は前処置としてブリッジにした．

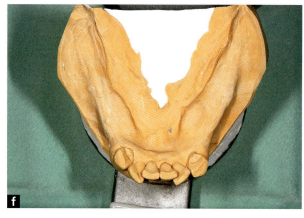

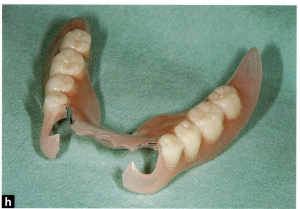

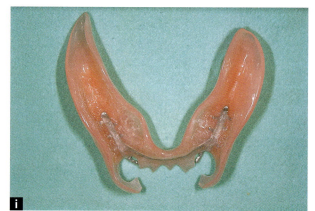

図18f〜i 義歯．下顎は骨隆起が大きく，レジン床タイプに補強線を入れている．

CHAPTER 10 ノンメタルクラスプデンチャーの設計例

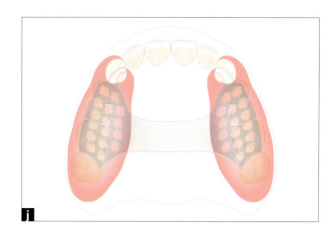

図18j 設計線.上顎前歯部は前処置としてブリッジにした.

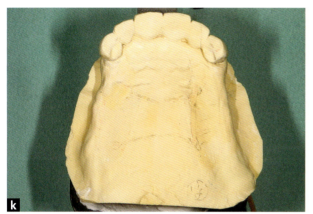

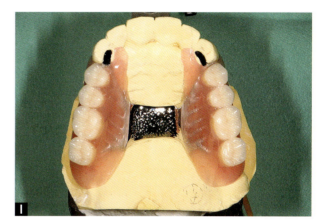

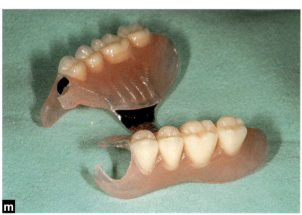

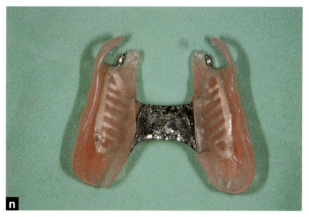

図18k~n 義歯.上顎の連結子はメタルストラップとした.

137

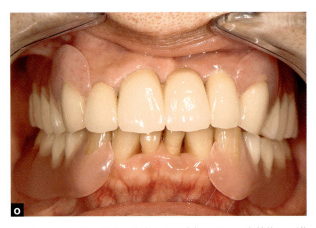
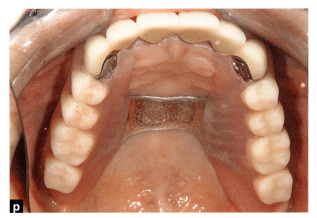
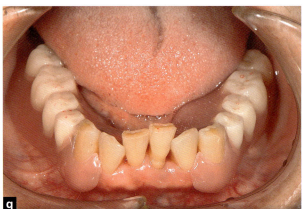

図18o~q 装着 適合，安定ともに良好である．審美的にも満足されている． ＊ **o, p, q** は参考文献9より転載

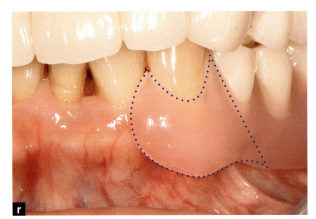
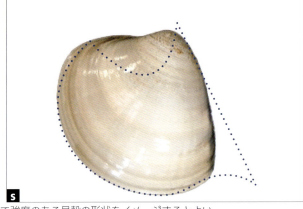

図18r,s レジンアームに大きな負荷がかかると予想される場合は，薄くて強度のある貝殻の形状をイメージするとよい．

10-19 case 19 上顎前歯臼歯複合義歯症例，下顎前歯臼歯中間義歯症例

患者 74歳，女性

難易度 ケネディー分類　上顎：Ⅱ級1類，下顎：Ⅲ級2類，アイヒナー分類　B3，宮地の咬合三角　第3エリア（**図19a**）

口腔内（**図19b～d**）　金属アレルギーがあり，今まで義歯を入れていなかったが，下顎左側臼歯を失ったことにより，咀嚼できなくなって，義歯製作を希望された症例．咬合接触は前歯のみ．|1 2 は動揺度1．すれ違い咬合一歩手前であるが，咬合平面の乱れは大きくはない．

設計線（**図19e, f**）

義歯（**図19g～j**）　初めての義歯であるため，はじめに上顎から製作．金属を使用できないため，反対側の第二小臼歯まで義歯床を延ばして，間接支台装置のはたらきと内側性把持を得るようにした（→P36参照）．下顎は中間欠損であるが，義歯の安定は得られる．メタルレストが使えないため，レジンクラスプは幅広くやや厚めに設計している．

使用樹脂　エステショットブライト（アイキャスト）

設計の考察

　本来，**すれ違い咬合に近い症例は，ノンメタルクラスプデンチャーの適応症ではない**．まして，**金属構造物を使用しない義歯は，残存歯・顎堤の保全に問題がある**．

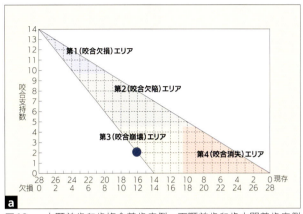

図19a　上顎前歯臼歯複合義歯症例，下顎前歯臼歯中間義歯症例（金属アレルギー症例）．上顎：ケネディー分類Ⅱ級1類，下顎：ケネディー分類Ⅲ級2類．アイヒナー分類B3．

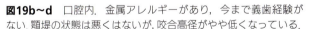

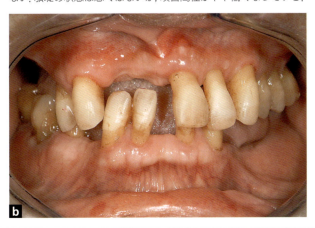

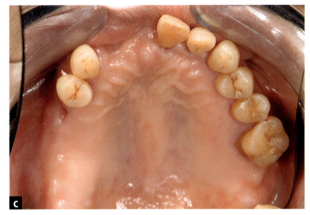

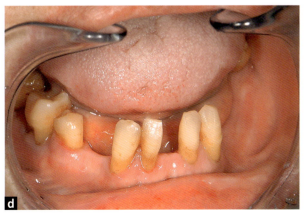

図19b～d　口腔内．金属アレルギーがあり，今まで義歯経験がない．顎堤の状態は悪くはないが，咬合高径がやや低くなっている．

しかし，現在のところ，まったく金属が使えない症例で残存歯がある場合，ノンメタルクラスプデンチャーが唯一使用できる義歯である．

予後，義歯の寿命も含めて十分説明したうえで，製作することが大切である．メタルレストが設定できない場合，義歯の沈下には顎堤の支持と把持効果に依存するしかない．できるだけ義歯床面積を広く取ることと，歯面の接触を増やすことが大切である．上顎義歯床の延長は，口蓋側の義歯床形態を左右対称にして，舌感にも配慮している．

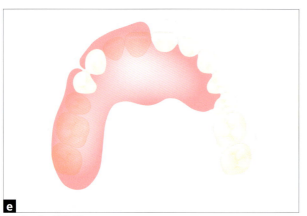
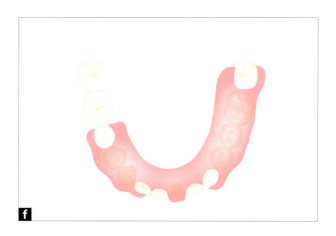

図19e，f 設計線．

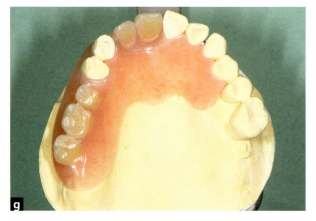
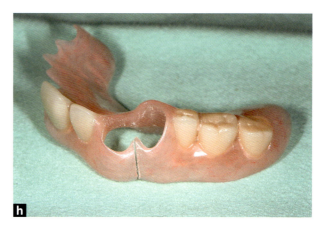
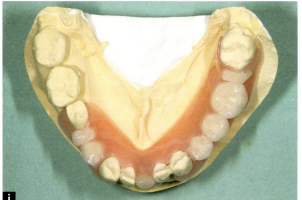
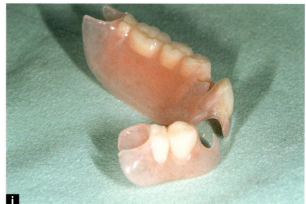

図19g〜j 義歯．上顎は遊離端義歯であり，頬舌回転をできるだけ抑えるために反対側まで義歯床を伸ばしている．下顎は中間欠損であるが，沈下に配慮して，舌側はできるだけ歯面を覆い，安定させるようにしている．

CHAPTER 10　ノンメタルクラスプデンチャーの設計例

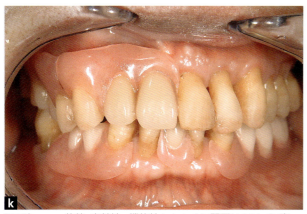

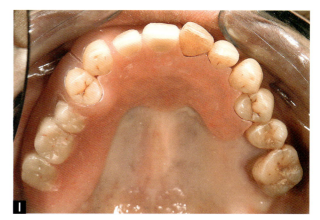

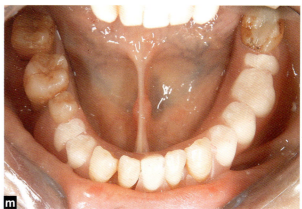

図19k～m　装着．審美性・機能性ともとくに問題はない．ただし，予後には十分注意して定期的なリコールが大切である．

参考文献

1. Phoenix R, Cagna D, DeFreest C. Stewart's Clinical removable partial proshtodontics. 4th ed. Chicago：Quintessence publishing, 2008：8-18.
2. Carr AB, Brown DT. MacCracken's removable partial prosthodontics 12th ed. St. Louis：Mosby, 2011：16-20.
3. 五十嵐順正，平井敏博，宮田孝義・著．藍稔・編著．スタンダード部分床義歯補綴学．東京：学建書院，1997：28－32.
4. Eichner K. Über eine gruppeneinteilung des lückengebisses für die prothetik. Dtsche Zahnärztl Z 1955；10：1831－1834.
5. 宮地建夫．欠損歯列の臨床評価と処置方針．東京：医歯薬出版，1998.
6. 谷田部優．ノンメタルクラスプデンチャーの現状．補綴誌．2019；11(1)：32-37.
7. 谷田部優．ノンメタルクラスプデンチャーの現状と課題．日本歯科医師会誌．2016；72(7)：595-603.
8. 谷田部優．ノンメタルクラスプデンチャーの治療ガイド　3．ノンメタルクラスプデンチャーを有効活用するために．日本歯科評論．2022；82(12)：81-90
9. 谷田部優．ノンメタルクラスプデンチャーの診療指針を考える．東京都歯科医師会雑誌．2016；64(10)：542-550.

PART 2　ノンメタルクラスプデンチャーの製作テクニック

質問 11　初心者向けの症例

ノンメタルクラスプデンチャーを初めて製作する場合，どのような症例がよいですか？

回転装着型やケネディーⅡ級1類のノンメタルクラスプデンチャーは，長期の術後経過もよく，患者にとっても扱いやすい義歯であるため，初めてノンメタルクラスプデンチャーを行う症例としては適当です．

【くわしい解説】

　レジンアームに大きな負荷がかからない症例は長く持つ．なかでも1歯や2歯の中間欠損症例は比較的安定する義歯ができる．一般的には，1歯の中間欠損症例は固定性のブリッジやインプラントの症例が第一選択になろう．

　2歯中間欠損になると，ブリッジの選択肢は限定される．インプラントが選択されない場合は，回転装着型のノンメタルクラスプデンチャー（→P54参照）は，長期の術後経過もよく，患者にとっても扱いやすい義歯であるため，初めてノンメタルクラスプデンチャーを行う症例としては適当であると考えている．

　さらに，片側遊離端義歯の反対側に中間欠損が存在しているケネディーⅡ級1類症例のノンメタルクラスプデンチャー（→P98参照）も内側性把持を多く得ることができるため（→P36参照），義歯の安定を得やすく，術後の経過も良好であることが多い．是非適当な症例があれば，このような症例から始めるとよい．

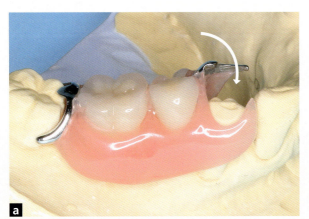 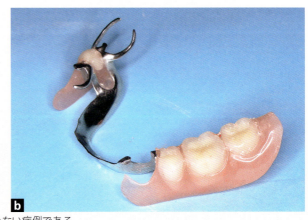

図1a, b　初めて手がけるおすすめなのは，安定させやすくトラブルが少ない症例である．
図1a　2歯中間欠損の回転装着義歯．
図1b　3歯遊離端義歯と反対側の中間義歯のコンビネーション義歯．

CHAPTER 10 ノンメタルクラスプデンチャーの設計例

質問 12 IARPD・アタッチメント

 ask インプラントオーバーデンチャーや根面アタッチメントの併用はできますか？

 answer 通常の義歯と同様に，義歯床内にマトリックス（フィメール）を装着する十分なスペースが確保されており，マトリックスを接着することができる樹脂であれば可能です．

【くわしい解説】

使用する樹脂としては，アクリル系，ポリエステル系，ポリカーボネート系が望ましいが，常温重合レジンと接着が可能な樹脂であれば，他の樹脂でも可能な場合もあるため，歯科技工士と相談したほうがよいだろう．

ただし，ノンメタルクラスプデンチャーに使用される樹脂は柔らかいため，一時的に接着しているとしても，樹脂の繰り返しの変形によってマトリックスが脱離する可能性がある．義歯床自体が咬合力によって変形しないようにメタルフレームを使用することが推奨される．

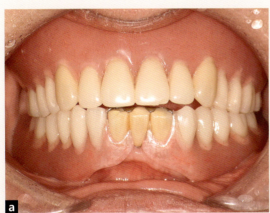

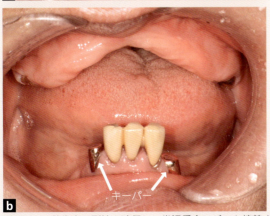

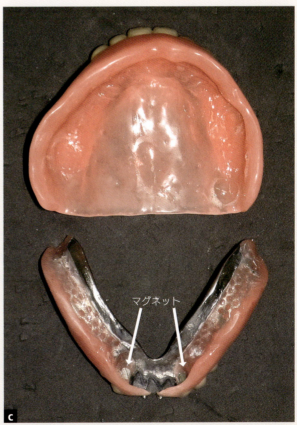

図1a～c 義歯床の剛性を確保し，常温重合レジンと接着する樹脂を選択する．使用樹脂：エステショットブライト，磁性アタッチメント：マグフィット EX400．＊兒玉直紀，皆木省吾．保険導入された磁性アタッチメントの臨床．DENTAL DIAMOND.2022;47(5):172-7 より転載．

143

PART 3

ノンメタルクラスプ
デンチャーの
継続的な使用

PART 3　ノンメタルクラスプデンチャーの継続的な使用

CHAPTER11
ノンメタルクラスプデンチャーの装着と指導

　パーシャルデンチャーが快適に使われるようになってメインテナンスに入るまでには何回かの調整が必要になる．本章ではノンメタルクラスプデンチャーに特徴的な事柄も含めて，義歯装着時からメインテナンスに入るまでの調整と患者指導について解説する．

introduction & abstract

　ノンメタルクラスプデンチャーに限らずでき上がったパーシャルデンチャーは，まったく調整をしないで装着できることは決して多くはない．また，装着日に問題がなくても実際に使ってみると，気になるところが出てくる．

　ノンメタルクラスプデンチャーは技工所から模型とともに納品されるため，**模型上で確認や調整ができること**は大きな利点である．装着する前に必ず模型上で適合や着脱状態をチェックするようにしたい．また，母模型を保存しておくことによって，不測の事態にも備えておくとよい．

　レジンクラスプは維持力の調整が難しく，模型上での着脱感覚と口腔内での着脱感覚はわずかに異なる．実際に口腔内に装着してみて，きつい，緩い，歯肉に当たる，外しにくいなど，レジンクラスプを調整しなければならないこともある．その他の調整は一般的なパーシャルデンチャーの調整に準ずるが，熱可塑性樹脂は**一般的に熱に弱いため，メタル構造物を調整する場合は，熱の発生に注意**する．

　着脱方法や清掃方法などの患者指導は原則的に通常のメタルクラスプデンチャーと同じであるが，**材料の特性に注意して変形や傷に配慮**が必要になる．

11-1　模型上での確認

　ノンメタルクラスプデンチャーは複模型上で製作されるため，**義歯は母模型上に装着された状態で納品**される（**図1**）．したがって，適合確認や着脱状態の確認は口腔内に装着する前に模型上で確認できる．これは大きな利点であり，納品された義歯自体に問題があれば，再印象せずに義歯を再製作することができる．

　模型上では設計線との違いがないか，義歯と支台歯や顎堤との間に隙間がないか，模型上で，がたつかないかを確認する．

　支台歯の歯冠形態が適当でないとブロックアウトした

結果，レジンクラスプの適合が不良になることがあるため注意してチェックする（**図2**）．肩部での不適合は食片圧入や汚染の原因になるため，再製作が必要になる．

　大きな欠損では，樹脂の収縮によって金属床メタルフレームの適合が悪くなることがある（→P73参照）．模型上でガタつきを確認し，シリコーン適合試験材で適合チェックする（**図3**）．メタルフレームの適合が損なわれている場合は，樹脂の再射出が必要になる．

　シルバーストリーク（銀白色の条痕が発生して外観を損なう成形不良　→P71参照）は，樹脂の乾燥が不十分な状態

CHAPTER 11 ノンメタルクラスプデンチャーの装着と指導

模型上での確認

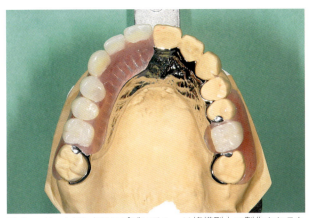

図1 ノンメタルクラスプデンチャーは複模型上で製作されるため、母模型に装着された状態で納品される.

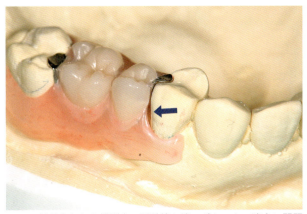

図2 納品されたら模型上で設計線と違いがないか、適合に問題がないかを確認する。レジンアームの適合不良がみられる(矢印部).

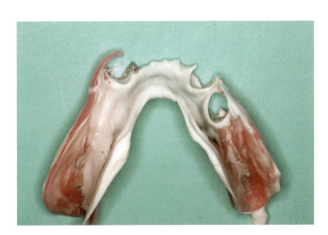

図3 大きな欠損症例では、樹脂の収縮により、フレームワークが浮き上がって適合不良になっている場合もあるため、納品時に模型上でガタつかないかを確認する.

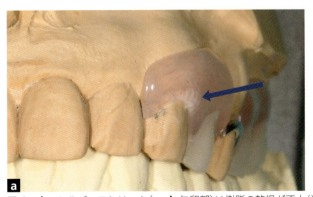

図4 a, b シルバーストリーク(a, b 矢印部)は樹脂の乾燥が不十分な状態で射出すると生ずる。強度不足の原因になるため、模型上でよく確認する。光の加減によっては見えにくいこともあるので注意する.

で射出すると生ずる。とくに、梅雨時は湿気が多いため、乾燥不足になりやすいとされている。これは強度不足の原因になるため、模型上でよく確認する。角度によっては見えにくいこともあるため、いろいろな方向から確認することが大切である(図4 a, b).

147

11-2 母模型の保存

設計や適応が原因となるトラブルは別として，技工操作上の問題あるいは口腔内での調整不足が原因で再製作を余儀なくされた場合でも，母模型が残っていると，再印象をせずに義歯を再製作することができる．**母模型を6か月間は保存しておくとよい(図5)**．

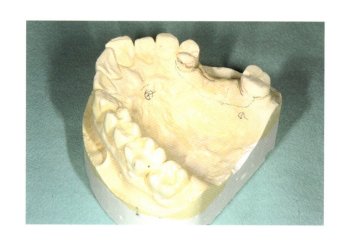

図5 母模型は6か月程度保存しておくとよい．

11-3 挿入時にきつい場合の調整

口腔内は歯面に濡れがあるため，模型上に装着された義歯よりも着脱は容易に感じられる．したがって，技工所からでき上がった義歯がきついからといっても，原則的には模型上で調整しないほうがよい．

しかし，着脱時に鉤尖端が2 mm以上も歯面から離れてしまうようであれば，樹脂の破折・変形・緩みが起きかねない．ブロックアウト(アンダーカット部分をワックスやシリコーンで埋める処置)不足が主な原因であれば，レジンクラスプ内面の調整が必要になる(図6)．

口腔内に装着する際は，歯頸部歯肉のアンダーカットを超えたところにレジンクラスプが設定されていることが多く，過長な場合は粘膜を傷つけるため，慎重に装着する(図7 a,b)．歯肉が強くあたって擦れてしまう場合は，ペーストタイプの義歯適合試験材をレジンクラスプ内部に塗布してゆっくり装着し，当たる部分を調整する(図8)．

レジンアームがきつくて入らない場合は，支台歯に咬合紙を被せて，入りきらないところまで挿入して，内面に印記されたところをカーバイドバーやカーボランダム

挿入時にきつい場合の調整

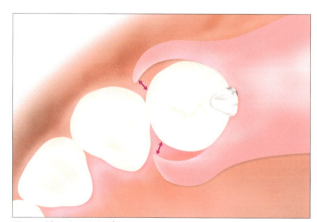

図6 挿入時に鉤尖が2 mm以上も歯面から離れてしまう場合は，レジンクラスプ内面を調整する．

ポイントで調整する(図9 a〜c)．調整する際は，クラスプ先端ではなく，クラスプ肩部近くの最大維持力を発揮する歯頸部寄りを少しずつ調整する(→P51参照)．

CHAPTER 11 ノンメタルクラスプデンチャーの装着と指導

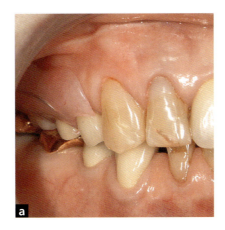
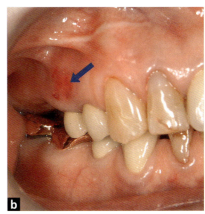

図7 a, b 着脱時にレジンアームの下縁が歯頸部歯肉に当たることがあるため，試適する際は無理をせず注意して装着する．

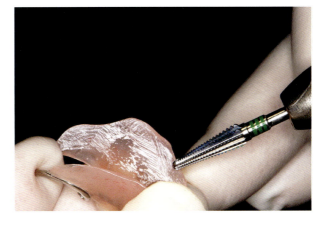

図8 レジンアーム内面に適合試験材を塗布して装着し，強く当たる部分を注意深く調整していく（使用したカーバイドバーはエデンタ社製技工用カーバイドバー「1850」（モリタ））．

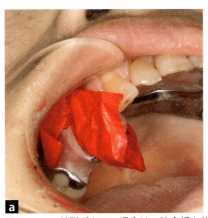
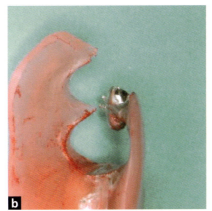
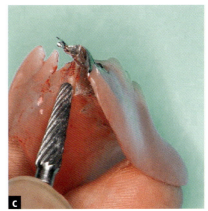

図9 a〜c 着脱がきつい場合は，咬合紙を使い，レジンクラスプ下縁の支台歯側の印記された部分を少しづつ削っていく．

11-4　維持力が強すぎる場合の調整

　挿入時はスムーズに入るが，維持力が強すぎて外すときにきついことがある．先に述べた咬合紙を使ってレジンクラスプ基部内面の調整が一般的であるが，あまり削りすぎると適合が甘くなるばかりでなく，しばらく使っていると緩くなりすぎることがあるため，初日は患者自身がなんとか取り外せるところでとどめておく．
　維持力が強すぎるもう1つの原因は，レジンクラスプがインフラバルジタイプ（鉤腕が支台歯の歯肉側からア

149

PART 3　ノンメタルクラスプデンチャーの継続的な使用

ンダーカット域に達する形態)のクラスプのような維持力の発生機構(→P52参照)になっていることによる．歯面に対してレジンクラスプが接する方向が維持力に関係してくるため，**歯槽隆起がある場合は，レジンクラスプの下縁に指をかけて押し広げるように(矢印のように)外すと，かえって外しにくい(図10)**．外す際は，**人工歯部をつまんで外してもらうように指導する**．

さらに，着脱時の調整の際に術者がレジンクラスプの下縁を広げて外して調整していると，気づかぬうちに緩くなってしまうことがあるので，注意が必要である．

維持力が強すぎる場合の調整

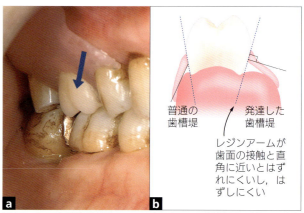

図10a, b　歯槽隆起があり，レジンクラスプが歯面に対して垂直に近く接していると，クラスプ下縁に指をかけると外れない(→P52ページ CHAPTER 5 **図20**参照)．

11-5　維持力が弱すぎる場合の調整

維持力が弱い場合の調整は難しい．はじめから緩い場合は，適合・歯冠形態・設計に問題があったものと考えられる．その**原因を明らかにして再製作する必要がある**．

レジンクラスプの変形が原因でない場合，欠損部隣接面部の把持相当部に常温重合レジンを添加すると，維持力は得られる(**図11**)．しかし，レジンクラスプの内面に常温重合レジンを添加するのは，クラスプには弾力性があって，添加したレジンが剥離してしまうため，対処方法としては好ましくない．

楔状欠損などでレジンアーム内面が大きくブロックアウトされている場合は，歯頸部に硬質レジン充填を行い，歯冠形態修正することも一法ではある(**図12**)．

維持力が弱すぎる場合の調整

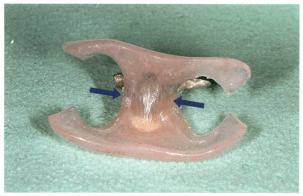

図11　維持力が弱い場合は，把持部に常温重合レジンを添加することで改善できる．

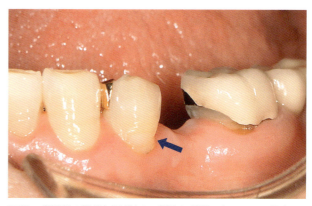

図12　歯頸部の楔状欠損があり，維持力が弱くなっている場合は，コンポジットレジン充填で歯冠形態を修正することで改善する．

11-6 咬合調整の注意点

　咬合調整は通常のパーシャルデンチャーの調整と同じであるが，ノンメタルクラスプデンチャー用の樹脂は熱に弱いものが多く，**レストなどの金属を調整する際に発生する熱には注意**する．

　レジンクラスプは外側性の把持効果が弱いため，人工歯の咬合調整では，義歯床の頬舌回転や水平性の回転が起こりにくいように，**側方運動時の咬合接触を残存歯よりも弱めに調整**する．

11-7 義歯の清掃の指導

　義歯の清掃は，義歯用ブラシによる機械的清掃と，義歯洗浄剤による化学的清掃が推奨されている．とくに，義歯内面の汚れは支台歯のう蝕や歯周疾患にも影響を及ぼすため，十分な指導が大切である（**図13**）．

　ノンメタルクラスプデンチャー用の材料は，通常のアクリル系義歯床用レジンと異なり，**樹脂表面の硬度が低い**．したがって，**使用する義歯用ブラシは比較的柔らか目のブラシが推奨**されている[1]．柔らか目のブラシでは機械的清掃効果が劣るため，**義歯用の洗浄剤は必須**[2]であり，毎日使ってもらうように指導するのが望ましい．

　一部の樹脂メーカーでは推奨する義歯用の洗浄剤を販売しているが，実際のところ材料ごとに決められた洗浄剤を使わなければならないわけではない．ただし，**樹脂によっては強アルカリ性の義歯用洗浄剤が使えないため，洗浄剤の液性には注意が必要**である[1]（**表1**）．

　一般的には**中性の義歯洗浄剤の使用が適当**である．現在市販されている義歯洗浄剤のほとんどは酵素を含む過酸化物であり，中性からややアルカリ性である[3]．

　次亜塩素酸系の義歯洗浄剤は漂白・殺菌作用がすぐれているが，樹脂材料によっては劣化が起こるため，使用にあたっては注意が必要である．

　金銀パラジウム合金などの銀合金は，酸性洗浄剤で変色する可能性がある．

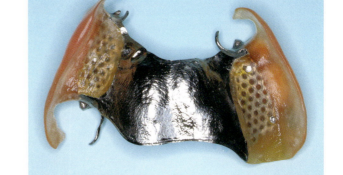

図13　右側のプラークが目立つ．義歯粘膜面の清掃指導はとくに注意して行う．わかりにくい場合は，染め出し液などを用いて視覚的に確認してもらう．

表1 洗浄剤の液性によっては使用できない樹脂もあるため注意する．赤字：プロ用　青字：ノンメタルクラスプデンチャー可．＊参考文献1より引用・改変

洗浄剤の液性	製品名	製造販売業者
強アルカリ性	ラバラックD デンチャーステインプロ ピカ(赤色包装 pH11.3)	サンデンタル 太平化学産業 ロート製薬
アルカリ性	フィジオクリーンプロ色素用 (pH10.1) 入れ歯爽快ステインクリーン(pH10.5)	ニッシン 和田精密歯研
弱アルカリ性	部分入れ歯用ポリデント パーシャルデント	ヘイリオン(旧・グラクソ・スミスクライン) 小林製薬
中性	酵素入りポリデント タフデント さわやかコレクト フィジオクリーンキラリ錠剤 Vパワークリーン	ヘイリオン(旧・グラクソ・スミスクライン) 小林製薬 シオノギ製薬 ニッシン ユニバル
弱酸性	パーシャルデント洗浄フォーム ピカ(青色包装)	小林製薬 ロート製薬
酸性	フィジオクリーン歯石くりん (pH2.5)	ニッシン
強酸性	入れ歯爽快 (pH1.0) フィジオクリーンプロ歯石用II クイックデンチャークリーナー デンチャーピュアプロ	和田精密歯研 ニッシン ジーシー 太平化学産業

point　装着時からメインテナンスに入るまでの調整と患者指導のポイント

■装着前の模型上での確認は忘れずに．

■維持力調整ができるのは**きついときだけ**．

■義歯洗浄剤は毎日使用する．

参考文献

1. 笛木賢治，大久保力廣，谷田部優，他．熱可塑性樹脂を用いた部分床義歯(ノンメタルクラスプデンチャー)の臨床応用．日補綴会誌．2013；5：387 - 408.

2. 貞森紳丞ら．義歯性口内炎の臨床的研究　第2報．J Jpn Prosthodent Soc．1990；34：202 - 207.

3. 浜田泰三ら．義歯の洗浄．東京：デンタルダイヤモンド．2002；84：33 - 47.

CHAPTER 11　ノンメタルクラスプデンチャーの装着と指導

質問
13　レジンクラスプの調整と，指導

レジンクラスプの調整と，指導の仕方がよくわからないのですが？

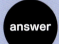
調整では，①義歯挿入時にきつすぎる場所を確認して削る．②咬合紙を使って調整する．③患者が無理なく外せるところまで調整する．
指導では，①レジンアームを広げずに外す．②噛んで入れない．③通常の義歯と同様に説明する．④異物感は完全に消えないことを伝える．④熱湯に入れないよう注意する．

【くわしい解説】
　納品されたノンクラスプデンチャーがスムーズに入ればよいが，一般的にはややきつめに製作されてくることが多い．CHAPTER 11で挿入時にきつい場合の調整について記載しているが，緩くなってしまうとチェアサイドでの調整が難しくなるため，慎重に調整する必要がある．

調整

①やみくもに削るのではなく，義歯挿入時にきつすぎる場所を確認する．
②ペーストタイプの適合試験材（「デンスポット」ジーシーなど）や，クラウン内面の適合確認スプレー（「OCCLU® SPRAY PLUS」HAGER）などを使用してもよいが，咬合紙の使用が簡便である．
③装着時当日は，患者自身が無理なく外せるところまででとどめておく．

指導

①外す際には決してレジンアームを広げて外さないように，指導する．
②噛んで入れないように指導する．
③粘膜の痛み，異物感，喋りにくさ，洗浄や保管については，通常の義歯と同様に説明し，指導する．

④ノンメタルクラスプデンチャーの謳い文句に異物感が少ないと書かれているものが少なくないが，義歯である限り余計なものが付いているので，天然歯とまったく同じにはならない．製作前によいことばかりを伝えないようにしておき，慣れにくい部分に関しては，少しずつ調整して異物感を少なくすることを事前に伝えておくことも大切である．
⑤ノンメタルクラスプデンチャーは熱可塑性樹脂であるので，熱湯には決して入れないように注意する．

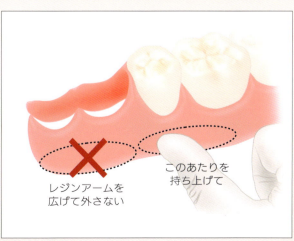

図1　外す際には決してレジンアームを広げて外さないように指導する．

PART 3 ノンメタルクラスプデンチャーの継続的な使用

CHAPTER12

ノンメタルクラスプデンチャーの メインテナンス

ノンメタルクラスプデンチャーを使用しているなかで起こりうるさまざまな問題に対して，それを未然に防ぐための定期的なメインテナンスの重要性，診るべきポイント，トラブルに対する対応について解説する．

introduction & abstract

パーシャルデンチャーを装着したならば，**残存歯や顎堤，咬合関係を保全することに十分な配慮が必要**である．ところが，パーシャルデンチャーを使用している患者では，現実問題として装着してから期間が経過するにしたがって，さまざまな対応に迫られることがある．ノンメタルクラスプデンチャーではレジンクラスプが支台歯周囲を義歯床用の樹脂で覆ってしまうため，さらに保全に気をつけなければならない．

バルプラストをメインとした研究では，義歯を装着6年後の術後調査によると，49％が義歯を使用していなかった[1, 2]．主な原因としては，支台歯喪失，違和感や痛み，不適合，義歯の着色・変色，咀嚼障害などが挙げられる．

また，主としてアルティメットやエステショットブライトを使用した術後経過の後ろ向き調査[3]では，2年以内のトラブル発生率は11％で，そのほとんどはクラスプの緩みであった．トラブルが起こりやすい症例としては，ケネディーＩ級症例が多く，アイヒナー分類ではＢ２，Ｂ４が多いことが分かる（**図1**）．筆者自身の症例の経過をみても，本人が気になっていないものの，クラスプが緩く感じる症例は少なくない．当初使用していた樹脂と比べてクラスプが破折する頻度は少なくなっている．支台歯喪失のリスクは通常のクラスプデンチャーと同程度と考えている．

いずれにせよ，問題なく使えるようになってからの定期的なリコールが大切になる．**当初1〜2か月は短期的なメインテナンス**を行い，研磨面に傷はないか，ゆるみ

はないか，義歯の清掃に問題はないか，歯頸部歯肉の発赤・炎症はないかをとくに注意して確認・指導する．

短期的なメインテナンスで安定していれば，3か月から半年程度のメインテナンスに移行する．材料の違い，クラスプ走行の違いから，通常の義歯よりもメインテナンスの間隔は短くする．

経過によっては残存歯が喪失して対応に迫られることもある．とくに支台歯が喪失した場合は，新たに支台装置を追加しなければならないが，**レジンクラスプを新たに製作して義歯に組み込む操作は，メタルクラスプよりも複雑**である．**手間とコストを考えれば，再製作したほうがよい場合もある**．

義歯の動揺は支台歯の保全に大きな影響を及ぼす．メインテナンス時には必ず**義歯の動きを確認**する．顎堤と義歯の不適合が原因であれば，**早めのリラインが必要**になる．

ノンメタルクラスプデンチャーで用いられる樹脂は，**アクリル系レジンと比べると変色が起こったり，傷がついたりしやすい**(→P9参照)．樹脂によって劣化の程度に違いがあるが，日々の患者自身のメインテナンスも大切である．**柔らかめのブラシでのデンチャープラークの除去と，義歯洗浄剤の継続使用がなされているか確認**する．

レジンクラスプは弾性限界が低いため，**継続使用で徐々に維持力が低下**する可能性はある．理論的にはレジンクラスプをガラス転移点(→P16参照)の範囲内で曲げ直すことはできるが，歯科医師がチェアサイドで行うのはリスクをともなう．したがって，維持力の低下への対応は単純ではない．大切なのは，設計の段階で材料の特性

154

CHAPTER 12 ノンメタルクラスプデンチャーのメインテナンス

を理解して**適正なアンダーカットでの材料の選択と設計**を行い，維持力に頼らないことである．把持効果が得られている設計であれば，**把持効果を得ている部分の適合を修正することにより義歯の維持力を回復することができる**(→P36参照)．

ノンメタルクラスプデンチャーの材料は多種多様であり，その特性は材料ごとに異なっている．メインテナンスの際にもそれらの特徴を十分に理解したうえで適切な方法で行う必要がある[4]．

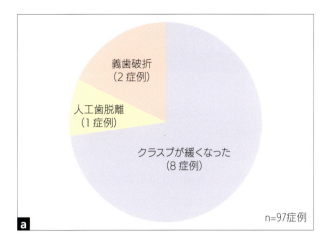

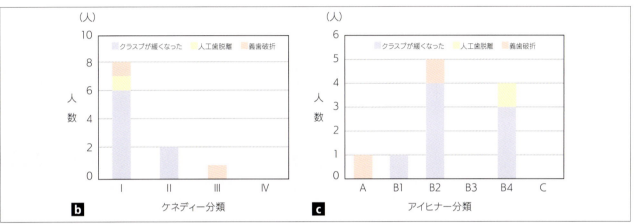

図1a～c 義歯装着後2年以内に発生したトラブルの調査．**a**：発生したトラブルの割合．**b**：ケネディー分類でのトラブルの割合．**c**：アイヒナー分類でのトラブルの割合．＊参考文献3より引用・一部改変

12-1 残存歯の確認

ノンメタルクラスプデンチャーの支台歯は，一般的なクラスプデンチャーよりも支台歯に与える影響が大きいかもしれない．メインテナンス時の**残存歯の状態はとくに注意して診る**(**表1**)．

義歯のレジンクラスプが歯頸部を覆っているため，適合が良好であれば，むしろ中途半端に解放されている支台歯よりもプラークの付着は少ない．しかし，レジンクラスプで覆われている部分は，唾液や食物による**自浄性がないためカリエスリスクが高くなる**ことは否めない．とくに，欠損部隣接面にプラークの付着がないか，脱灰がないかを確認する．メインテナンス時に**セルフケアが十分かどうかを注意深く観察**する必要がある．

同時に，支台歯が動揺していないか，ポケットの深化

表1 残存歯を診る．

①プラークの付着はないか
②う蝕はないか
③歯周ポケットの深化はないか
④歯の動揺はないか
⑤歯根膜腔の拡大はないか

がないかを確かめる．口腔内検査で異常を認めない場合でも，エックス線写真で歯根膜腔が拡大していないかを確認することは大切である．

155

12-2 歯頸部歯肉の確認

ノンメタルクラスプデンチャー装着時は，レジンクラスプが歯頸部を覆っているため，適合が良好であったとしても，義歯の沈下による歯頸部歯肉への影響は否めない．**レストがないと義歯の沈下によって痛みや炎症を引き起こす危険性が高くなる**．しかし，レストがあっても，レストの位置や連結強度によっては，義歯の沈下が辺縁歯肉に影響を及ぼすので，注意が必要である（**図2 a, b**）．**辺縁歯肉への影響はレジンアームの機械的刺激が多いが，レジンアームの適合不良も辺縁歯肉の炎症を引き起こす**．

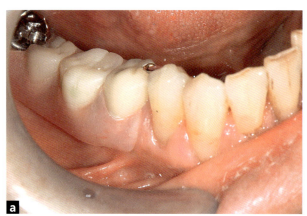
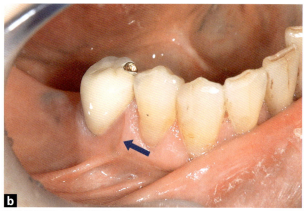

図2 a, b 近心レストのみで連結強度が弱いため，義歯の沈下によって支台歯歯頸部に圧痕が認められる．

残存歯の喪失

義歯装着後になんらかの原因で残存歯を失うことは，臨床では起こり得る．支台歯が喪失してしまった場合は，維持部の追加修理が必要になる．

チェアサイドで修理する場合は**常温重合レジンと接着する樹脂であれば通常のクラスプデンチャーと同じ手法で増歯修理ができる**（→ P15参照）が，**ポリアミド系の材料でも最近は接着材の利用で修理が可能になっている**（→ P17参照）．ロカテックシステムの応用によって，シランカップリング剤とスーパーボンド®を併用することで，すべてのノンメタルクラスプデンチャー用の樹脂で

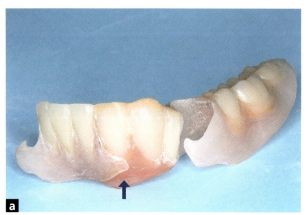
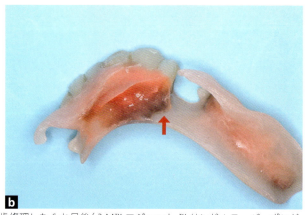

図3 a, b メタルフリーのルシトーンFRS樹脂使用の義歯に暫間的に増歯修理した6か月後（3M™コジェット™サンド＋スーパーボンド®＋プロビナイス使用）．樹脂の動きが少ない部分の接着は良好（→）だが，動きが大きい部分の接着は弱く，汚染されている（→）．＊bは参考文献10より転載

増歯修理できる可能性が示されている[5, 6]．ただし，剛性がない設計では，確実な接着は得られないことを注意しておく必要がある（**図3 a,b**）．

12-3 リライン（リライニング）

　ノンメタルクラスプデンチャーで使用される熱可塑性樹脂は比較的熱に弱いものが多いため，**リライン（リライニング）後に硬化促進の目的で熱湯内に浸漬することは厳禁**である．現在使用されている直接リライニング材のほとんどは多官能性メタクリレートであるため，**常温重合レジンとの接着を謳っている樹脂であっても，プライマー処理が必要**である．

　ノンメタルクラスプデンチャー用の樹脂は弾性率が低いものから高いものまでさまざまである．また，リライン層の厚さはほとんどの場合1 mm以下である．**弾性率が低く柔らかい樹脂では，剛性の違いからリライニング材が剥離する可能性が高い**ことを承知しておく必要がある．前項と同様，常温重合レジンと接着する樹脂であれば通常のクラスプデンチャーと同じ手法でリラインができる（→ P15参照）．メタルフレームを使用するなど剛性の高い連結子を使用した設計では，リラインの効果は高い（**図4**）．

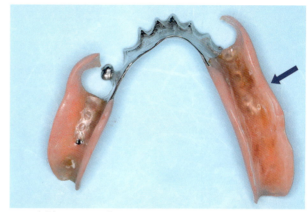

図4　左側をリライン後，6年経過した義歯床内面（矢印）．

12-4 研磨面の劣化への対応

　樹脂の研磨面は使用の経過にともなって表面の傷から光沢が失われる傾向がある．ノンメタルクラスプデンチャーで使われる樹脂は，加熱重合型のPMMAレジンと比べると表面硬度が低いため，**光沢は早期になくなる**[7]．劣化の程度は材料や部位によってさまざまであるが，**上顎の口蓋側前方部がもっとも傷がつきやすい**（**図5**）．また，樹脂が薄くなる**歯面との移行部も劣化しやすい**．一方，上顎の頰側部では光沢が失われにくい．おそらくこれらの部位は，**食事で熱の影響を受けやすく，機械的な刺激を受けやすい部分**であると推察できる．

　対処方法としては，**軽度の傷であれば樹脂研磨材を用いたバフ研磨でかなり改善**されるため，来院時にこまめ

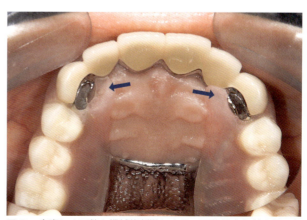

図5　食事による熱と機械的刺激により，口蓋前方などは傷つきやすい（義歯装着2年後の口蓋側研磨面）．

研磨面の劣化への対応

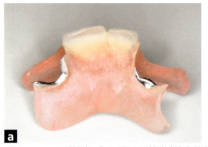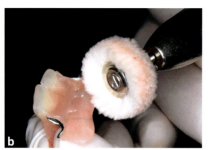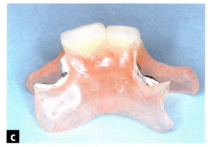

図6 a〜c 口蓋側に傷を認める義歯（義歯装着1年半後，エステショットブライト）．来院ごとのこまめな研磨が勧められる．

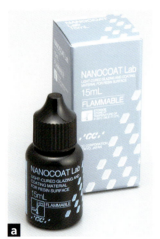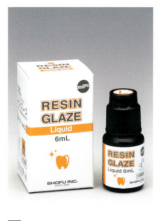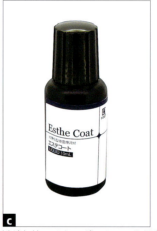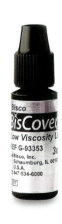

図7 a〜d 研磨面の劣化への対策として光重合型レジン表面滑沢硬化剤が有効ではあるが，2〜3か月程度の効果が限度であろう．**a**：ナノコートラボ（ジーシー）．**b**：レジングレーズ（松風）．**c**：エステコート（アイキャスト）．**d**：ビスカバーLV（BISCO）．

にバフ研磨することが勧められる（**図6**）．劣化の程度が大きい場合はレジン表面滑沢硬化剤の使用が勧められる[8,9]（**図7 a〜d**）．ただし，レジン表面滑沢硬化剤は数μm程度の層であるため，**効果の持続は2〜3か月が限度であろう**（**図8**）．また，硬化剤はポリアミド系のようにアクリル系のレジンと接着しない材料には使用できな

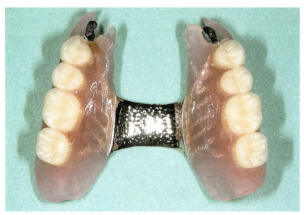

図8 光重合型レジン表面滑沢硬化剤は，常温重合レジンと接着が可能な樹脂に適応できる（**図5**の義歯）．ただし，効果は2〜3か月である．

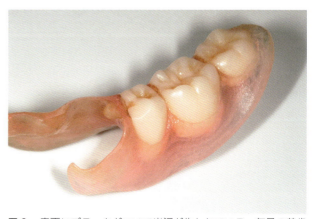

図9 表面にプラークがついて光沢が失われている．毎日の義歯洗浄剤の使用は，樹脂の安定した状態を保つために大切である．

いので，注意が必要である．劣化が激しい場合は，樹脂を変えたほうがよい．

　表面の光沢感が失われるということは表面が塑造になっている可能性が高く，プラークが付着するリスクが高い．ノンメタルクラスプデンチャーの使用にあたっては，義歯洗浄剤を継続的に使用しているかどうか確認するとともに，表面の汚れについて注意深く観察する（**図9**）．

12-5　維持力低下への対応

　レジンクラスプはメタルクラスプと比べると明らかに弾性限界が低い．したがって，咀嚼運動時の義歯の動きや頻回の出し入れによって，**レジンクラスプは緩くなる**．設計上，把持が十分でない場合は，レジンクラスプへの応力集中が起こり，維持力の低下を招きやすい．また，歯冠豊隆の大きい歯は，着脱時にレジンクラスプに大きな負荷がかかり，破折・変形，維持力の低下を招く．**維持力低下を招かないように，事前に設計や前処置に配慮することが大切である**（→P50参照）．

　維持力が低下してしまった場合の対応としてはいくつかある．先に述べたように樹脂のガラス転移点の範囲内で熱を加えることにより，レジンアームを曲げ直すことはできるが，樹脂の扱いに慣れていない歯科医師が行うのはリスクがともなう（→P16参照）（**図10**）．

　両側設計の金属床構造で，内側性把持に相当する部分がメタルクラスプであれば，プライヤーでわずかに曲げることで維持力は改善できる（**図11a**）．把持効果が得られている部分や遊離端義歯の直接支台装置隣接面に常温重合レジンを添加すると，義歯の浮き上がりに抵抗するようになる（**図11b~d**）．**レジンクラスプは可動性があ**

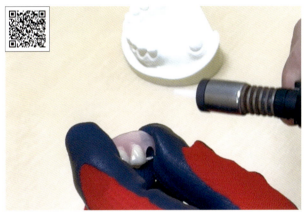

図10　維持力が弱い場合は火炎で熱を加えることにより，クラスプを曲げることはできるが，変形させるリスクがあるため，経験のある技工所に依頼するほうがよい．

るため，レジンアームの内面に常温重合レジンを添加しても破折や剥離を起こすので推奨はしない．

　支台歯が天然歯の場合は，歯頸部にCR（コンポジットレジン）充填をすることで維持力が回復できる（**図12**）．装着時にきつすぎる場合は，レジンアームの内面を削ってはいけない．充填した部分を丁寧に研磨用のバーで修正しながら，適正な維持力になるように調整する．

PART 3 ノンメタルクラスプデンチャーの継続的な使用

維持力低下への対応

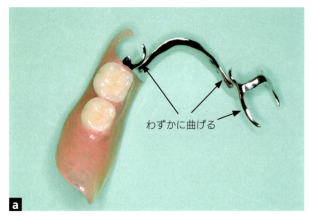
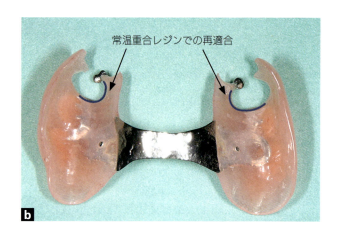
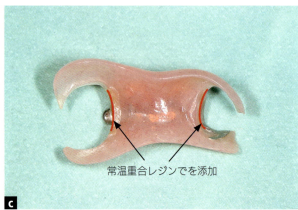
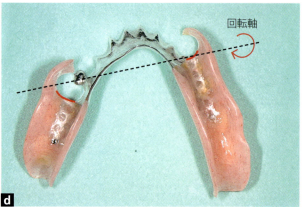

図11a～d 維持力が弱い場合は，維持腕でない弾力性をもたない部分の適合で改善できる場合が多い．

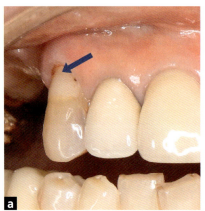
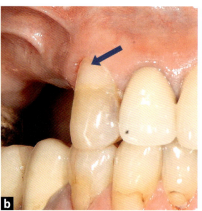
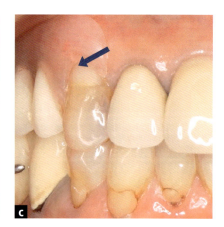

図12a～c 天然歯の場合，歯頸部にCR充填することで維持力が改善できる．

12-6 レスト破折への対応

　レジンクラスプは把持効果が小さいため，メタルクラスプの肩部のように，クラスプの把持部が支持効果をもつことはほとんどない．したがって，**メタルのブレーシングアームがない場合は，機能力が加わったときにレスト部にかかる負荷はかなり大きくなる．**

　図13a〜dは回転装着義歯(→P54参照)で5̄のレストが破折したものである．回転装着のため，5̄の遠心ブロックアウト(アンダーカットをなくす処置)が大きくなり，レストが強度不足になったために破折したと考えられる．レスト脚部の厚さを確保するために，レストシート形成を行い，再印象し，新たにレストのみを製作した．再製したレストは，脚部をサンドブラスト処理後，スーパーボンド®でコーティングし，常温重合レジンで固定する．

　常温重合レジンと接着しない樹脂(→P15参照)は確実なチェアサイドでの補修は難しい．

レスト破折への対応

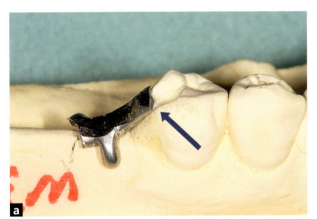
図13a 脚部を含めて破折したレスト(矢印)を，義歯から取り外す．

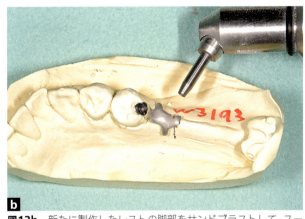
図13b 新たに製作したレストの脚部をサンドブラストして，スーパーボンド®でコーティングする．

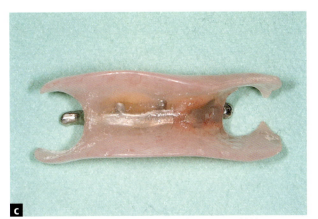
図13c レストを口腔内で常温重合レジンを用いて接着．

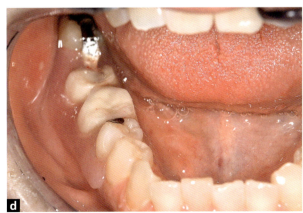
図13d 修理が完了した義歯を口腔内に接着．

12-7 レジンクラスプの破折への対応

　レジンクラスプはメタルクラスプと異なり，**破折した場合にその部分のみを修復するのは簡単ではない**．実質，**新製するのと操作自体に大きな差はないかもしれない**．

　保管していた母模型があれば，破折した義歯を戻して修理が可能な場合もある．ただし，義歯装着から長期間経過している場合は，粘膜面の適合は確認する必要がある．短期間で破折した場合は，その原因を明らかにしたうえで修理しないと，再破折することになるので，前処置や設計の見直しも必要である．

　基本的に修理する方法は**図14〜16**に示すように3つの方法がある．

直接法・口腔内で修理する方法

　もっとも簡単な方法は，破折したレジンアームのみを技工所で製作してもらい，チェアサイドで常温重合レジンを用いて接着させる方法である(**図14**)．ただし，この方法が可能な樹脂は，常温重合レジンと直接接着する樹脂である必要がある．

レジンクラスプの破折への対応①（直接法・口腔内で修理する方法）

対象：常温重合レジンと直接接着する樹脂(エステショットブライト，アクリトーン，ジェットカーボSなど)

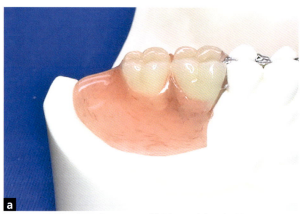

図14a　破折したレジンアーム(模型は口腔内を想定)．口腔内で不安定な場合は，義歯安定剤(粘着型)で暫間的に固定する．

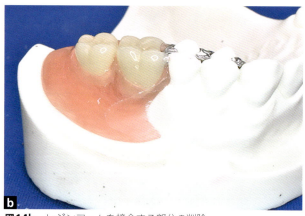

図14b　レジンアームを接合する部分の削除．

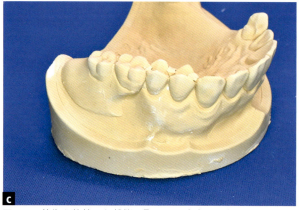

図14c　義歯を装着した状態で取り込み印象して得られた作業模型(保管している模型が使える場合もある)．

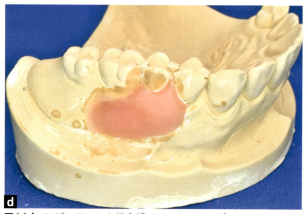

図14d　レジンアームと接合部のワックスアップ．

CHAPTER 12　ノンメタルクラスプデンチャーのメインテナンス

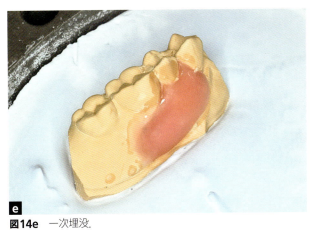
図14e　一次埋没．

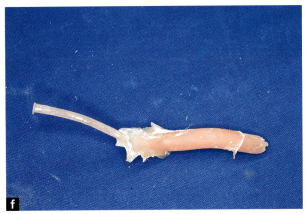
図14f　射出成形で得られた修理パーツ．

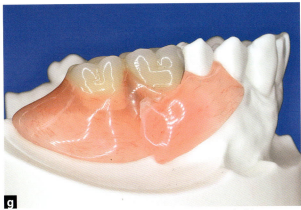
図14g　研磨後に適合させた修理パーツ（口腔内を想定）．

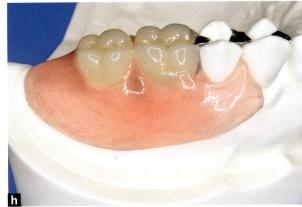
図14h　常温重合レジンで接着された修理パーツ（口腔内を想定）．

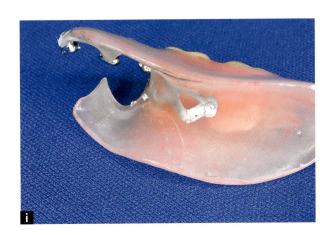
図14i　修理が完成した義歯．

163

間接法・技工所内で修理する方法

レジンアーム部分を修理する方法として，射出成形時の熱で直接修理する樹脂や修理用の接着プライマーの用意がある樹脂では，義歯を預かって，技工所で義歯のレジンアーム部分を追加修理する方法がある（図15）．この方法は，模型が保存されているか取り込み印象を行えば，比較的簡単に修理することができる[5]．

樹脂アームが破損した場合の修理②（間接法・技工所内で修理する方法）

対象：熱溶着または技工用接着プライマーのある樹脂（アルティメット，アミド・デ・ショット，TUM，ジェットカーボS，バイオトーンなど）

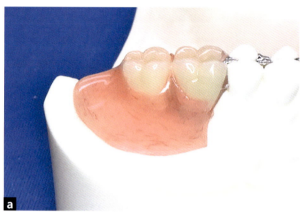

図15a 破折したレジンアーム（模型は口腔内を想定）．口腔内で不安定な場合は，義歯安定剤（粘着型）で暫間的に固定する．

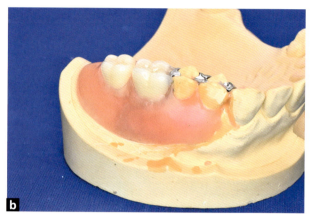

図15b 破折した義歯を取り込み印象して製作した模型上で維持部を義歯床の頬側に重なるようにワックスアップ（保管している模型が使える場合もある）．

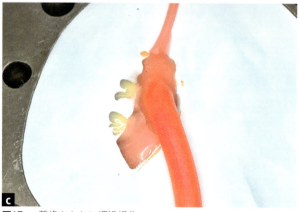

図15c 義歯とともに埋没操作．

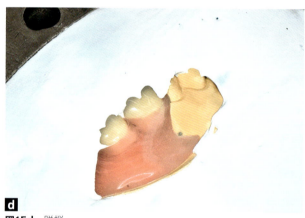

図15d 脱蝋．

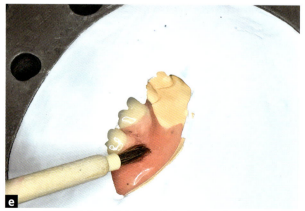

図15e 接着プライマー塗布（熱溶着する樹脂はプライマー不要）．

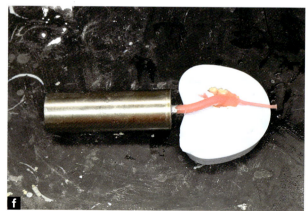

図15f 射出成形．

CHAPTER 12　ノンメタルクラスプデンチャーのメインテナンス

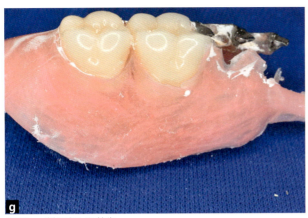

図15g　割り出した義歯.

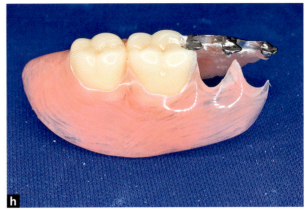

図15h　研磨完成した義歯.

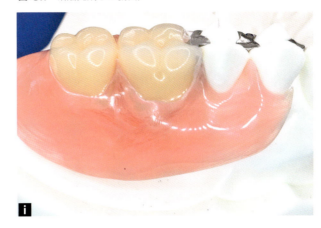

図15i　口腔内装着（口腔内を想定）.

間接法・技工所で改床修理する方法

　金属床メタルフレームがある場合は，破折した義歯を取り込み印象をするか，保存している模型上に戻すかして，技工所内で樹脂部分を再度，射出成形する方法がある．この方法は，すべての樹脂が対象になり，メタルフレーム以外はほぼ新製することができるため，長期間使用して，人工歯の摩耗や樹脂の劣化を認める症例では有効である（図16）.

樹脂アームが破損した場合の修理③（間接法・技工所で改床修理する方法）

対象：すべての樹脂

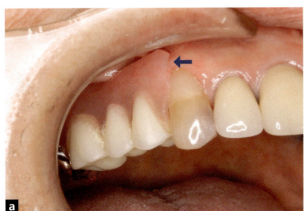

図16a　破折したレジンアーム（矢印）.

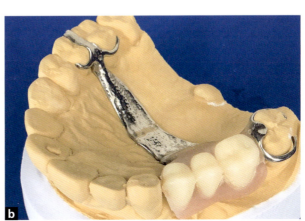

図16b　取り込み印象で得られた母模型.

165

PART 3　ノンメタルクラスプデンチャーの継続的な使用

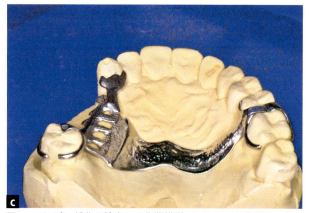

図16c　レジン部分を除去して作業模型に戻したメタルフレーム.

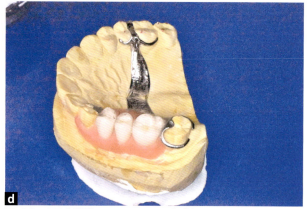

図16d　人工歯排列のワックスアップが終了.

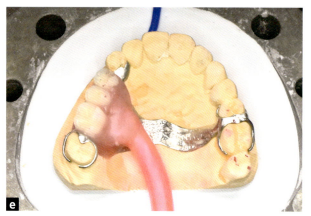

図16e　埋没.

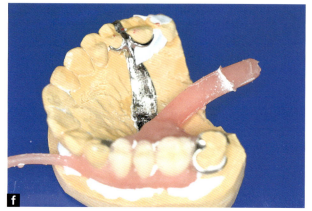

図16f　射出成形後の割り出し.

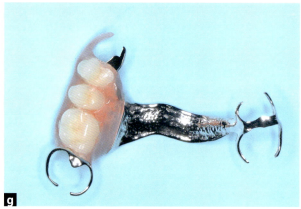

図16g　形態修正・研磨.

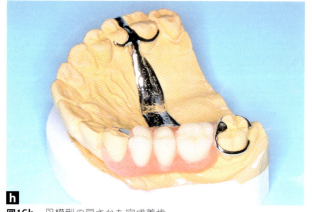

図16h　母模型の戻された完成義歯.

図16i　口腔内に装着された完成義歯. ＊修理デモおよび修理技工操作は㈱アシストワン池田聡氏のご協力をいただいた.

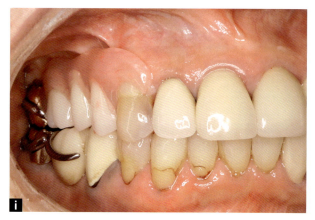

CHAPTER 12　ノンメタルクラスプデンチャーのメインテナンス

補足情報　アミド・デ・ショット　レジンプライマー

レジンプライマー（**図17a**）を塗布して使用することで，常温重合レジンなどでの補修が可能である（**図17b～c**）．
※ TUM も，TUM プライマーRtype（直接法用）を販売している．アミド・デ・ショット，TUM，アルティメットは，これらのプライマーが適用できる．

使用方法

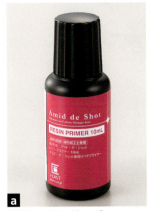
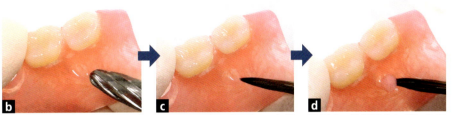

図17a　アミド・デ・ショットレジンプライマー．

図17b　カーバイドバーなどで補修面を荒らす．

図17c　レジンプライマーを塗布し，5分静置する．

図17d　常温重合レジンにて補修する．＊株式会社アイキャストより資料提供

point　メインテナンスのポイントと対応

■支台歯は，動きと汚れと炎症に注意する．
■維持力低下には，把持で対応する．
■材料の特性を知って対応する．

参考文献

1．大久保力廣．ノンメタルクラスプデンチャーの現状と補綴学的一考察．補綴臨床．2012；45（5）：504 - 514．

2．高山慈子．ノンメタルクラスプデンチャーの補綴学的評価に関するマルチセンターリサーチ．科学研究費補助金（基盤研究（C））研究成果報告書，2020．

3．都筑尊，長原隆紀，佐藤智美ら．ノンメタルクラスプデンチャー装着患者のトラブル発生率に関する後ろ向き調査．J Fukuoka Dent coll. 2019; 44(4): 129-134.

4．笛木賢治，大久保力廣，谷田部優，他．熱可塑性樹脂を用いた部分床義歯（ノンメタルクラスプデンチャー）の臨床応用．日補綴会誌．2013,：5：387-408．

5．Katsumata Y, Hojo S, Hamano N, Watanabe T, Yamaguchi H, Okada S, Teranaka T, Ino S. Bonding strength of autopolymerizing resin to nylon denture base polymer. Dent Mater J. 2009 Jul;28(4):409-18.

6．Hamanaka I, Shimizu H, Takahashi Y. Bond strength of a chairside autopolymerizing reline resin to injection-molded thermoplastic denture base resins. J Prosthodont Res. 2017 Jan;61(1):67-72.

7．Kawara M, Iwata Y, Iwasaki M, Komoda Y, Iida T, Asano T, Komiyama O. Scratch test of thermoplastic denture base resins for non-metal clasp dentures. J Prosthodont Res. 2014 Jan;58(1):35-40.

8．谷田部優．ノンクラスプデンチャーは部分床義歯の一翼を担うか．デンタルダイヤモンド．2010；35(7)：176-81．

9．谷田部優．ポリエステル系樹脂製ノンクラスプデンチャーの現在．日本歯科評論　2010；70(10):42-50．

10．谷田部優．ノンメタルクラスプデンチャーの現状と課題．日本歯科医師会誌．2016；72（7）：595-603．

PART 3　ノンメタルクラスプデンチャーの継続的な使用

質問 14　予後

ノンメタルクラスプデンチャーはどのくらいもつのかと聞かれたら？

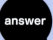

「ノンメタルクラスプデンチャーだからといって，特別に長持ちすることもなく，極端に短くなることもありません．一般的には5年で半数くらいの義歯は作りかえが必要になりますが，5年以上は使えるように努力しています．ただ，支える歯の状態や土手の状態も変わってきますので，修正が必要になることはあります．変化を見逃さないように定期的なメインテナンスが大切で，入れ歯が入ったからといって終わりではないので，定期的にいらしてください」と説明します．

【くわしい解説】

メタルクラスプデンチャー

通常のメタルクラスプデンチャーの術後経過の報告はいくつかあるが，大学の学生実習の試験ケース症例の術後経過をまとめた論文[1]によると，5年で6割程度の義歯が使われなくなっているとされている．その原因は義歯の破損(29.3%)，義歯の適合不良(24.4%)，支台歯の障害(22.5%)が主なものである．また，補綴歯科学会の専門医により製作されたクラスプデンチャーでの5年の術後成績[2]は，直接支台装置で17.9%，間接支台装置で8.5%の歯が失われたとのことである．そのリスク因子としては，不良な歯冠歯根比，失活歯，5mm以上の歯周ポケットが挙げられている．

ノンメタルクラスプデンチャー

ノンメタルクラスプデンチャーの術後経過については，CHAPTER 12の introduction & abstract でも触れたが，バルプラストをメインとした研究[3]では，6年間で約半数の義歯が使われなくなっている．使用中止になった原因は，義歯の維持安定の不良が37.1%ともっとも多く，支台歯の喪失が27.1%であり，義歯の破損は8.6%と少なかった．先のクラスプデンチャーの結果と比べると，ノンメタルクラスプデンチャーは壊れにくいが，維持安定が悪くなる傾向が見てとれる．また，4年間の術後経過を調べた研究[4]でのトラブル発生率は，欠損型ではケネディー分類Ⅰ級で，咬合関係ではアイヒナー分類C群でもっとも多いことが示されている．

以上の結果をもとに，「ノンメタルクラスプデンチャーってどのくらい持ちますか」と聞かれたら，著者自身は患者さんに，「ノンメタルクラスプデンチャーだからといって，特別に長持ちすることもなく，極端に短くなることもないです．一般的には5年で半数くらいの義歯は作りかえが必要になりますが，5年以上は使えるように努力しています．ただ，支える歯の状態や土手の状態も変わってきますので，修正が必要になることはあります．変化を見逃さないように定期的なメインテナンスが大切なので，入れ歯が入ったからといって終わりではないので，定期的にいらしてください」と説明している．

参考文献
1. 雨森　洋，奥野正孝，郡司和彦，川崎隆二，大山喬史，細井紀雄．部分床義歯の予後に関する臨床的研究(Ⅱ)　第2報　部分床義歯の使用状況について．補綴誌．1968；12：155–171．
2. Tada S, Ikebe K, Matsuda K, Maeda Y. Multifactorial risk assessment for survival of abutments of removable partial dentures based on practice-based longitudinal study. J Dent. 2013 Dec;41(12):1175-80.
3. 高山慈子．ノンメタルクラスプデンチャーの臨床エビデンスに関するマルチセンターリサーチ．科学研究費助成事業研究成果報告書(基盤研究〔c〕)，2020．
4. 都築尊，長原隆紀，佐藤智美，ほか．ノンメタルクラスプデンチャー装着患者のトラブル発生率に関する後ろ向き調査．福岡歯科大学学会誌．2019；44(4)：129-34．

CHAPTER 13
症例の経過観察

　ノンメタルクラスプデンチャーが通常のメタルクラスプデンチャーともっとも異なる点は，レジンクラスプが歯頸部歯肉を覆っていることにより辺縁歯肉へ影響を与える点と，材料の特性の違いにより義歯床が経年的に変化する点である．このCHAPTERでは，辺縁歯肉への影響と材料の表面性状の変化，適合性の変化についての経過を示す．

　本書第1版では，エステショットとエステショットブライトの術後経過を示したが，エステショットはノンメタルクラスプデンチャー用の樹脂として現在は使われていない．また，レイニング樹脂やレイニング樹脂N，さらにはルシトーンFRSが樹脂の販売を終了している．一方，従来，修理がしにくかったポリアミド系樹脂に修理可能なプライマーの販売や修理方法が確立されたこと(→P167参照)で需要が増えている．本項では，ポリアミド系樹脂も含めて，義歯装着後5年以上経過した症例を紹介する．

13-1　case 1　下顎2歯中間義歯症例(使用樹脂：アルティメット)

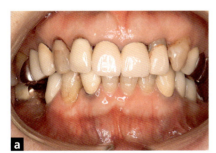
図1a　義歯装着前の正面観．

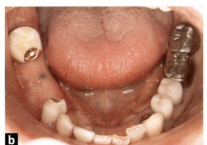
図1b　義歯装着前の咬合面観．

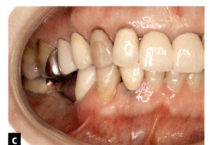
図1c　義歯装着前の側方面観．

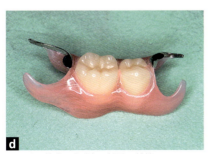
図1d　義歯の頰側研磨面の状態．

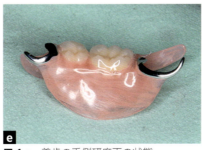
図1e　義歯の舌側研磨面の状態．

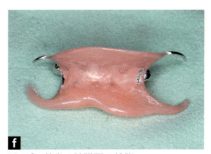
図1f　義歯の粘膜面の状態．

PART 3　ノンメタルクラスプデンチャーの継続的な使用

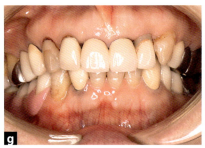
図1g　義歯装着した正面観.

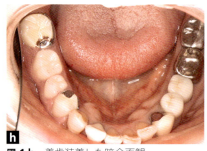
図1h　義歯装着した咬合面観.

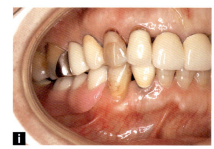
図1i　義歯装着した側方面観.

義歯装着2年4か月後

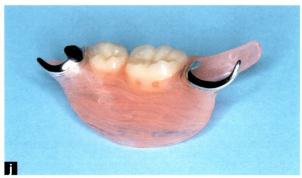
図1j　義歯舌側面はほぼ変化なし.

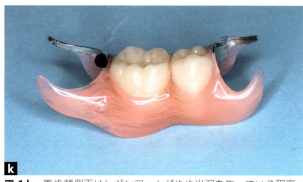
図1k　義歯頰側面はレジンアームがやや光沢を失っている程度.

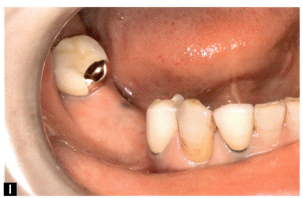
図1l　歯肉周囲に炎症症状を認めないが，5｜の頰側歯頸部にわずかに歯肉退縮を認める.

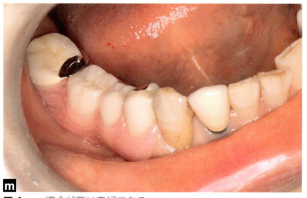
図1m　適合状態は良好である.

義歯装着5年8か月後

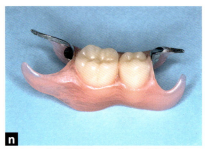
図1n　義歯頰側面はわずかに光沢を失っているが，人工歯との接合部の着色は認めない.

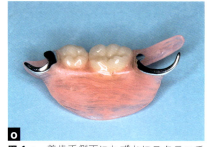
図1o　義歯舌側面にわずかにスクラッチを認める.

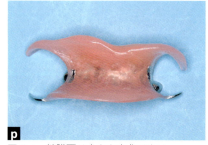
図1p　粘膜面は大きな変化はない.

CHAPTER 13 症例の経過観察

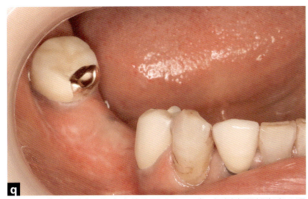

図1q 歯肉周囲に炎症症状を認めないが,頬側歯頸部歯肉の退縮は戻っている.

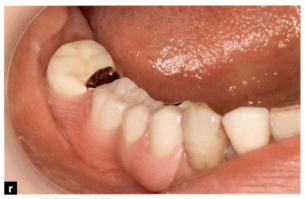

図1r 適合状態は良好である.

表1a 義歯装着前の歯周組織の状態. ■:義歯装着部位

表1b 義歯装着5年8か月後の歯周組織の状態. ■:義歯装着部

考察

　本症例は「CHAPTER10 ノンメタルクラスプデンチャーの設計例」の症例6と同じ症例である.中間欠損であるため,レジンクラスプに大きな負荷がかかりにくく,維持力の低下や破損などが起こりにくい.また,回転装着義歯であり,患者自身の着脱も容易で,クラスプも緩みにくい.初めてノンメタルクラスプデンチャーを手がける場合には,適当な症例であると考える.

　アルティメットは樹脂自体に剛性があり,傷もつきにくく,汚れにくい樹脂であると感じる.人工歯と樹脂の接合部分の着色も認めず,経年劣化が少ない樹脂である.本症例は歯周病もコントロールされており、レジンクラスプが歯面を覆うことによる歯周病憎悪の傾向は認められなかった.

13-2 case 2 下顎片側遊離端義歯症例(使用樹脂：アミド・デ・ショット)

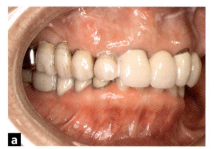
図 2 a 義歯装着前の右側方面観.

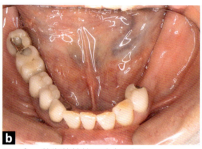
図 2 b 義歯装着前の咬合面観.

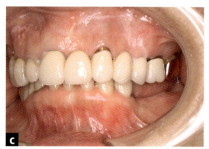
図 2 c 義歯装着前の左側方面観.

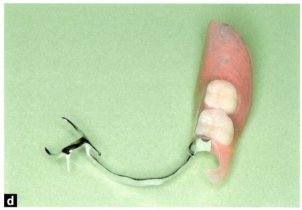
図 2 d 義歯研磨面観.

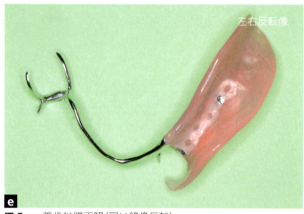
図 2 e 義歯粘膜面観(図は鏡像反転).

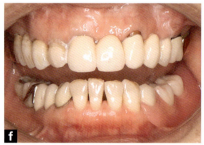
図 2 f 義歯装着した正面観.

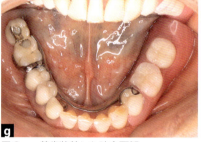
図 2 g 義歯装着した咬合面観.

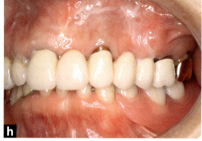
図 2 h 義歯装着した左側方面観.

義歯装着 5 年 8 か月後

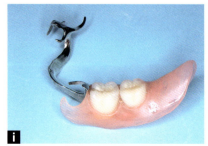
図 2 i 頬側研磨面はやや光沢が失われているが，目立った傷はない．

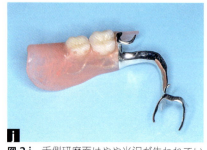
図 2 j 舌側研磨面はやや光沢が失われているが，目立った傷はない．

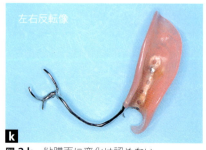
図 2 k 粘膜面に変化は認めない．

CHAPTER 13 症例の経過観察

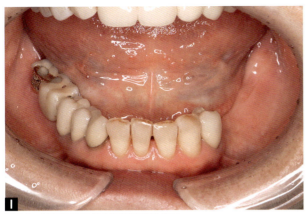

図 2 l　辺縁歯肉に炎症症状は認めない．

図 2 m　義歯の適合状態に変化はない．

義歯装着 6 年 3 か月後　人工歯追加修理

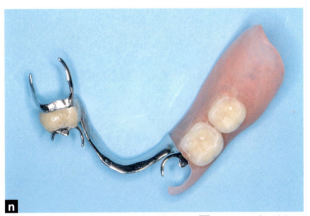

図 2 n　5⏊を増歯修理した義歯の咬合面．4⏊にクラスプも追加している．

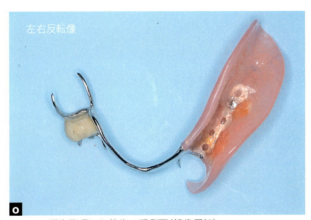

図 2 o　増歯修理した義歯の舌側面（鏡像反転）．

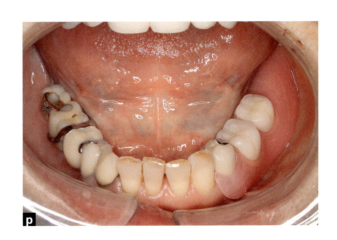

図 2 p　増歯修理した義歯の装着．

173

表 2 a 義歯装着前の歯周組織の状態. ▨：義歯装着部位

表 2 b 義歯装着 6 年 3 か月後の歯周組織の状態. ▨：義歯装着部位

考察

本症例は，|5 6 7 欠損であるが，対合する小臼歯が1歯ないため，大臼歯2歯の排列とした．片側遊離端義歯では義歯床の水平的な動きや頬舌的な回転を抑えるために，原則，反対側に間接支台装置を設定すべきである．使用しているアミド・デ・ショットはアルティメットに近い特性を示す樹脂であり，装着後に艶感は失われているものの，義歯の傷もつきにくく，劣化も少ない．来院時にバフ研磨をすることで樹脂の傷は少なくすることができる．

本症例では，術後 6 年で，|5 を歯根破折で失ったため，|4 にクラスプを追加し，欠損部には硬質レジン歯をスーパーボンド®（サンメディカル）で，クラスプに接着修理した．

13-3 case 3　上顎両側遊離端義歯症例（使用樹脂：エステショット）

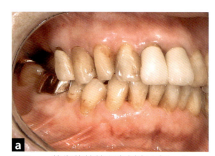

図 3 a　義歯装着前の右側方面観．＊a, c は参考文献 1 より転載

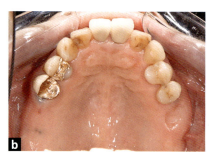

図 3 b　義歯装着前の咬合面観．

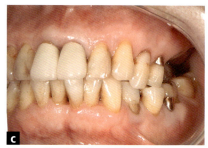

図 3 c　義歯装着前の左側方面観．

CHAPTER 13 症例の経過観察

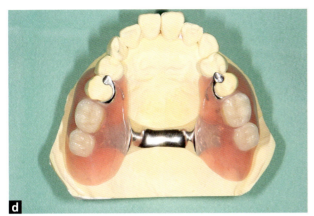

図3d 模型上に装着した義歯.

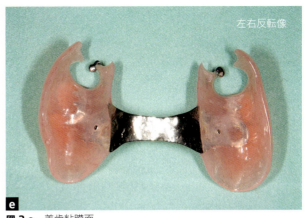

図3e 義歯粘膜面.

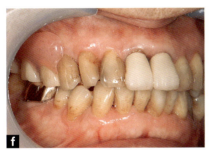

図3f 義歯装着した右側方面観.

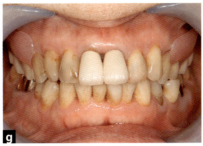

図3g 義歯装着した正面観. ＊参考文献1より転載

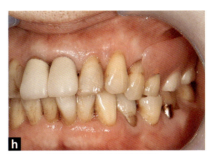

図3h 義歯装着した左側方面観.

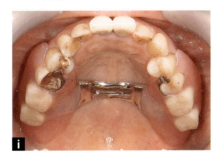

図3i 義歯装着した咬合面観.

義歯装着3年後

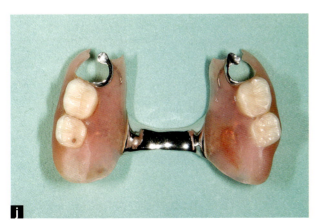

図3j 人工歯の摩耗や，義歯床の変色・傷を認める.

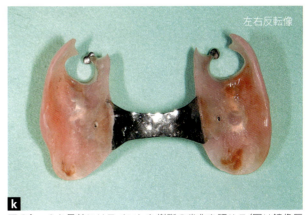

図3k 6か月前にリラインした樹脂の劣化を認める（図は鏡像反転）.

175

PART 3　ノンメタルクラスプデンチャーの継続的な使用

義歯装着6年後

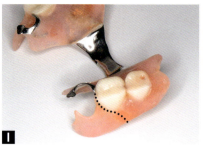

図3l　右側レジンアームが破折(点線部)したため，常温重合レジンで修理．口蓋側は傷が目立つ．

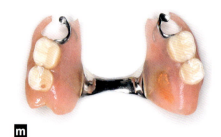

図3m　口蓋側の劣化が目立つため，表面滑沢硬化剤を使用．人工歯の摩耗を認める．

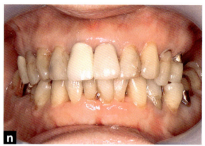

図3n　クラスプ周囲の歯肉の炎症は認めない．

義歯装着11年後

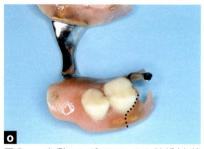

図3o　左側のレジンアームも破折(点線部)したため，補強線を入れて常温重合レジンで修理．人工歯の摩耗と樹脂の劣化が目立つ．

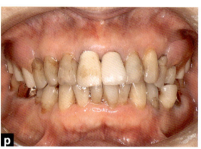

図3p　義歯の適合は問題ない(前方面観)．

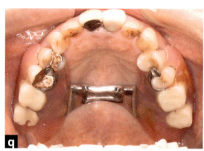

図3q　義歯の適合は問題ない(咬合面観)．

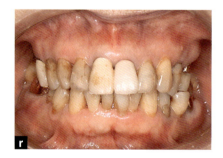

図3r　クラスプ周囲の歯肉の炎症は認めない．

義歯装着12年後に義歯改床(サーモセンス)

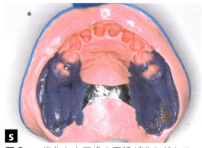

図3s　劣化と人工歯の摩耗が進んだため，フレームワークを残して改床するための取り込み印象．

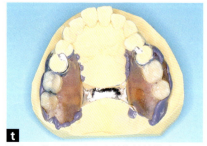

図3t　取り込みされた義歯装着模型．

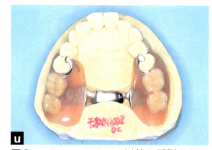

図3u　フレームワーク以外を新製された義歯．＊s〜uは参考文献1より転載

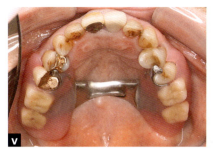
図 3 v　改床義歯の装着.

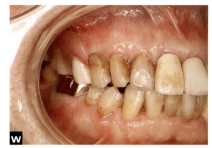
図 3 w　義歯装着右側方面観.

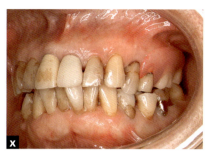
図 3 x　義歯装着左側方面観.

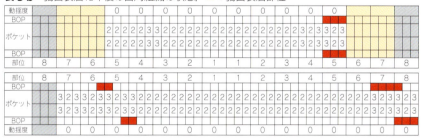

表 3 a　義歯装着前の歯周組織の状態. ■：義歯装着部位

表 3 b　義歯装着12年後の歯周組織の状態. ■：義歯装着部位

考察

　本症例で使用されているエステショットは，現在はエステショットブライトにかわり，ノンメタルクラスプデンチャー用の樹脂としては使われていないが，適合精度がよく，直接常温重合レジンと接着することができる樹脂であった．ただし，弾性限界が低く，レジンアームの破折のリスクが高い樹脂であった．

　本症例は，義歯装着後にレジンアームが何度か破折しているが，破折部位がアームの基部であったため，チェアサイドで修復可能であった．装着11年まで使用されていたが，樹脂の劣化や人工歯の摩耗も大きくなり，メタルフレームのみを再利用して人工歯を含めてリベース（義歯床を新しい樹脂でつくりなおすこと）を行った．

　金属床を用いている場合は，本症例のように比較的低コストで再製作が可能であるため，患者にとってはメリットが大きいと考える．

13-4 case 4 下顎両側遊離端義歯症例（使用樹脂：エステショットブライト）

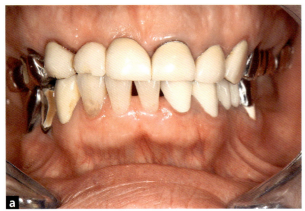
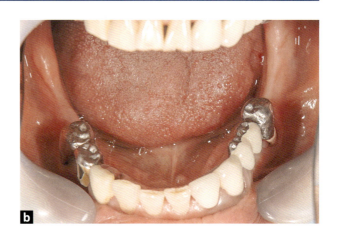

図4 a, b 義歯装着前の状態．

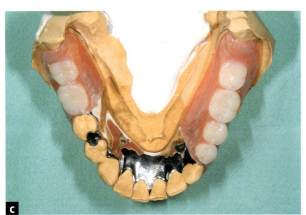

図4 c 大連結子はメタルフレームを使用．

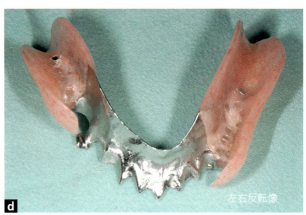

図4 d 粘膜面観．

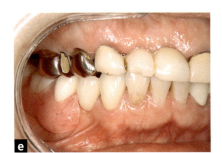

図4 e 義歯装着した右側方面観．

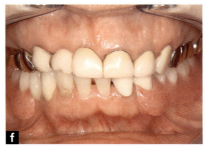

図4 f 義歯装着した正面観．

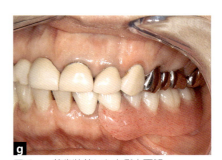

図4 g 義歯装着した左側方面観．

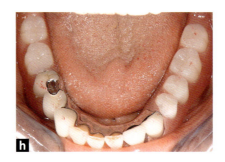

図4 h 義歯装着した咬合面観．

義歯装着 4 年 11 か月後の義歯

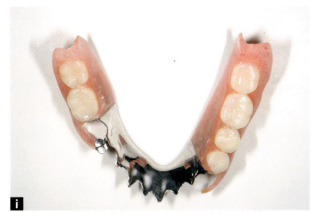

図 4 i　研磨面に大きな変化は認めない．

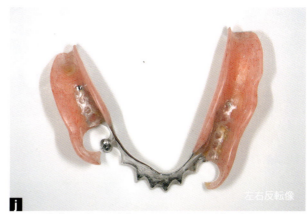

図 4 j　粘膜面に大きな変化は認めない（図は鏡像反転）．

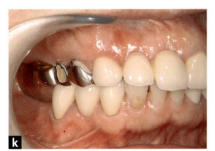

図 4 k　右側辺縁歯肉に炎症症状はない．

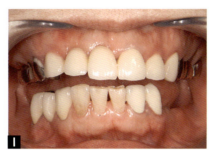

図 4 l　プラークコントロールは良好である．

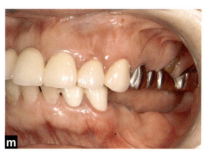

図 4 m　左側辺縁歯肉にやや発赤を認める．

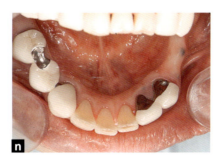

図 4 n　1 2 間にわずかに炎症を認める．

義歯装着 5 年 7 か月後

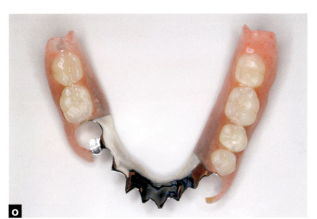

図 4 o　研磨面に大きな変化は認めない．

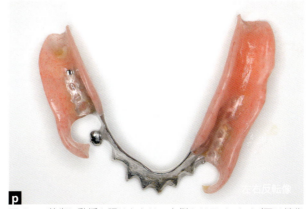

図 4 p　義歯に動揺を認めたため，左側をリラインした（図は鏡像反転）．

PART 3　ノンメタルクラスプデンチャーの継続的な使用

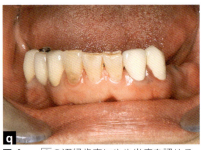

図4q　|3の辺縁歯肉にやや炎症を認める．

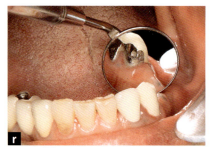

図4r　|3遠心舌側にプラークが付着．

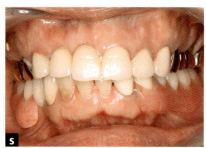

図4s　左側リライン後の正面観．

義歯装着11年6か月後

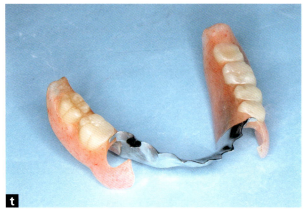

図4t　人工歯の摩耗を認めるが，義歯研磨面に大きな変化は認めない．

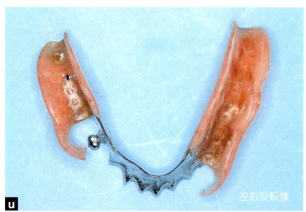

図4u　左側のリラインした部位がやや劣化してきているが，機能上は問題ない（図は鏡像反転）．

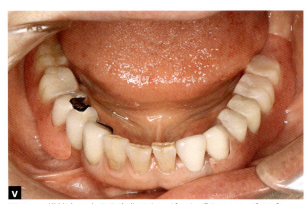

図4v　維持力に大きな変化はないが，わずかにリンガルプレートの浮き上がりを認める．

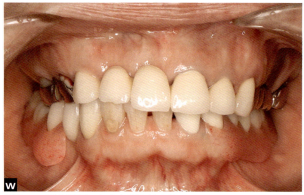

図4w　咬合関係に大きな変化はない．

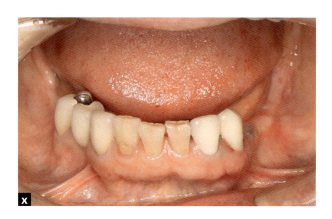

図4x　|3近心部に炎症がある．

180

表 4 a 義歯装着前の歯周組織の状態. ■：義歯装着部位.

表 4 b 義歯装着11年6か月後の歯周組織の状態. ■：義歯装着部位.

考察

両側遊離端欠損であるため，連結強度の確保に注意を払って設計を行った．メタルフレームで義歯の安定を確保しているため，レジンクラスプの緩み・維持力の低下・破損は認められていない．わずかに支台歯の歯頚部歯肉に炎症症状が認められたが，セルフメインテナンスも良好であり，歯肉の状態も変化することなく経緯している．樹脂の光沢感は失われているが，材料表面の傷なども目立つことはない．

義歯装着5年7か月のリコール時に下顎左側顎堤粘膜の痛みを訴え，義歯の動揺を認めたため，リラインしている．本樹脂はPMMA系レジンと同様の取り扱いができるため，リベースⅡ®（トクヤマデンタル）を用い，付属のプライマーを塗布後にリラインを行った．リライン6年後では，リライン層の薄い部分の剥がれはあるが，目立った汚れもなく，接着も良好である．

13-5　case 5　上下顎両側遊離端義歯症例（使用樹脂：エステショットブライト）

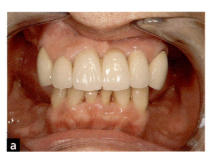
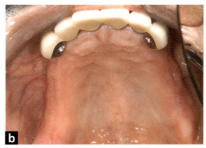
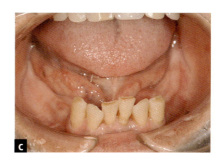

図 5 a 義歯装着前の正面観.

図 5 b, c 義歯装着前の咬合面観.

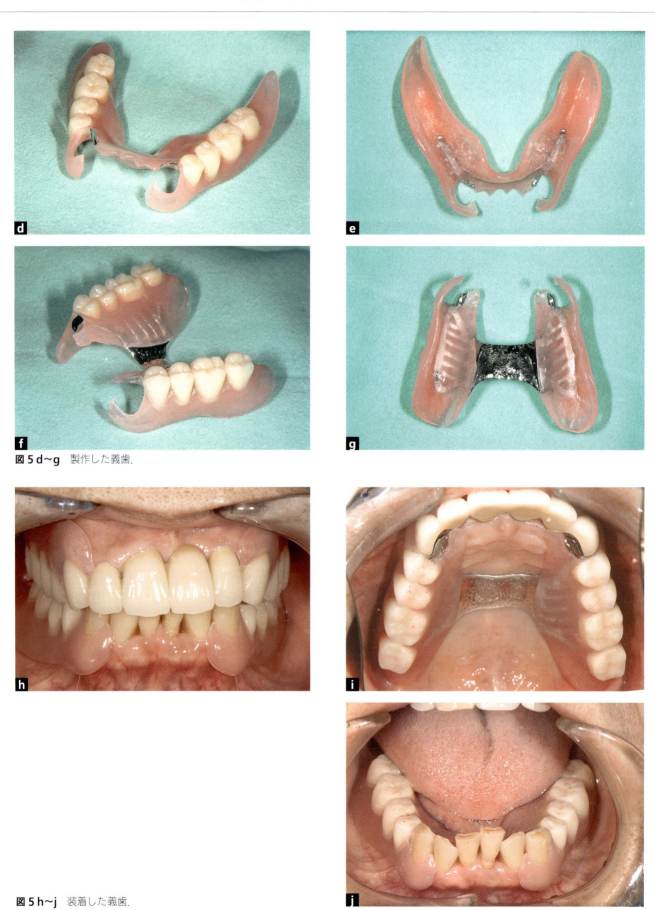

図 5 d〜g 製作した義歯.

図 5 h〜j 装着した義歯.

下顎義歯装着4年5か月後・上顎義歯装着3年6か月

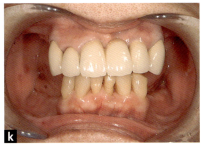
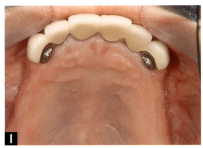
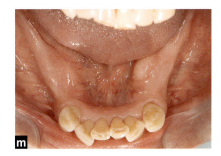

図5 k～m　歯肉の状態は良好.

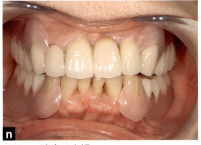
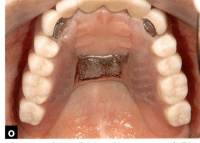
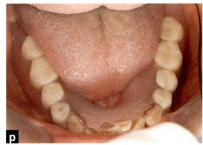

図5 n　適合は良好.

図5 o　3|の口蓋側レジンアームに亀裂あり.

図5 p　左右小臼歯舌側に着色を認める. この後，人工歯がそれぞれ脱離し，常温重合レジンで接着修理した.

下顎義歯装着8年後・上顎義歯装着7年1か月

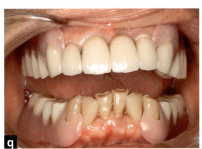
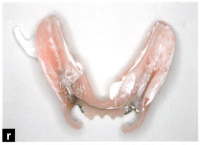
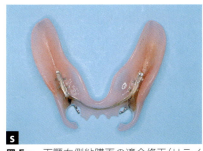

図5 q　下顎左側レジンクラスプに隙間を認める.

図5 r　下顎左側粘膜面の適合が少しあまくなっている.

図5 s　下顎左側粘膜面の適合修正（リライン）.

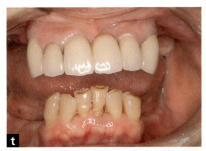
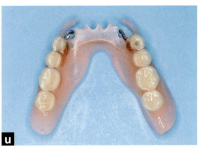
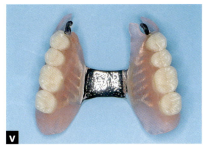

図5 t　歯頸部歯肉にとくに炎症症状は認めない.

図5 u　人工歯脱離修理部の変色を認める.

図5 v　3|部の舌側レジンアームの破折を認めるが，機能上は問題なし.

下顎義歯装着 9 年 11 か月後・上顎義歯装着 9 年後

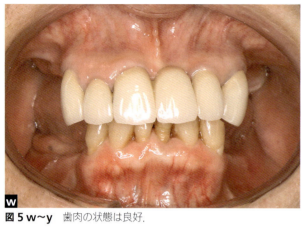

図 5 w〜y　歯肉の状態は良好.

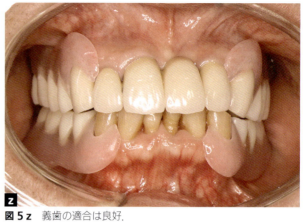

図 5 z　義歯の適合は良好.

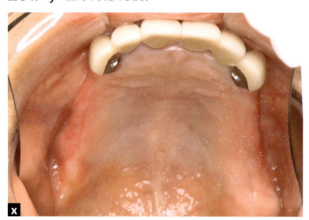

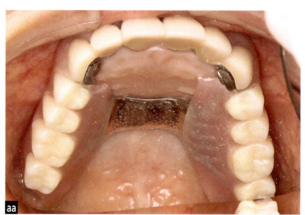

図 5 aa　舌側のレジンアームの破折を認めるが，機能上は問題なし.

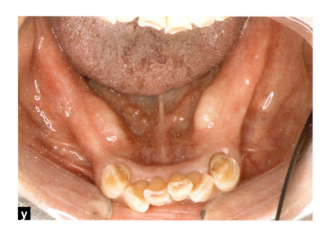

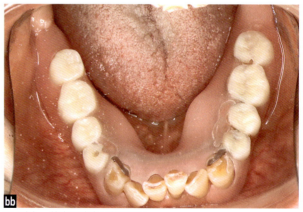

図 5 bb　義歯の適合は問題ない.

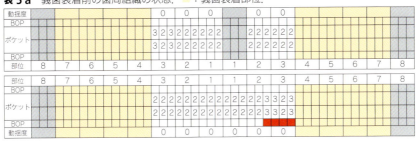

表 5 a 義歯装着前の歯周組織の状態. ■:義歯装着部位.

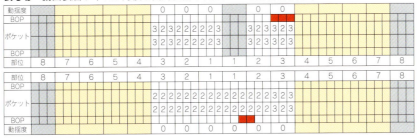

表 5 b 義歯装着 9 年 11 か月後の歯周組織の状態. ■:義歯装着部位.

考察

本症例は，CHAPTER10「ノンメタルクラスプデンチャーの設計例」の症例18と同じ症例である．上顎はケネディー分類 I 級 1 類で前歯部に中間欠損があるが，義歯の異物感を軽減させることと，確実な支持を確保するために前歯部をブリッジにしている．結果的に，上下顎とも臼歯部欠損症例とした欠損は大きいが，上下とも義歯同士で咬合するため，顎堤の負担は少ないと考えられる．顎堤の傾斜も少なく，長期的に安定が得られている．残存歯の維持安定は両側犬歯のみに頼っているため，レジンアームの形態はできる限り歯頚部歯肉を覆うようにして強度を確保している (→ P138参照).

上顎は連結子にメタルフレームを用いているが，下顎は骨隆起が大きいため，樹脂の連結子にして補強線を埋入している．上顎の犬歯舌側に設定したレジンアームは対合と接触しており，亀裂から破折に至ってしまったが，機能上は基底結節レストが支持と把持に有効にはたらいているため，安定性に問題はなかった．

義歯装着 8 年後に左側のみリラインしているが，レジンアームで覆われる歯頚部周囲の粘膜に炎症症状は認められない．患者自身のプラークコントロールも良好で，3 か月ごとのリコールにも応じていただいている．

参考文献
1. 谷田部優．ノンメタルクラスプデンチャーの治療ガイド　3．ノンメタルクラスプデンチャーを有効活用するために．日本歯科評論．2022；82(12)：81-90.

APPENDIX
ノンメタルクラスプデンチャーの設計から装着までのチェック項目

①必要か
(→ P22)

- □審美性が要求される
- □金属が使えない
- □歯の切削が限られる

基本的には，通常のパーシャルデンチャーの適応に準ずる

②適応か
(→ P22)

金属構造物を用いる場合

以下の症例に当てはまる場合は注意(推奨されない)

- □片側に残存歯が偏在している
- □すれ違い咬合
- □臼歯の咬合支持がない
- □支台歯にアンダーカットが少ない
- □う蝕や歯周疾患がコントロールできない
- □ブラキサー
- □レジンクラスプの幅が確保できない

金属構造物を用いない場合(基本的には推奨しない)

以下の症例は，場合によっては選択される

- □暫間義歯(インプラント前堤など)
- □金属アレルギー
- □前歯部少数歯欠損
- □義歯に機能力がかからない
- □スペア義歯
- □歯の切削に同意が得られない

③材料の選択
(→ P12)

- □ポリアミド系( )
- □ポリエステル系( )
- □アクリル系( )
- □ポリカーボネート系( )
- □ポリオレフィン系( )

④仮設計
(→ P34)

- □頬舌回転の抑制はできているか？
- □水平性遠心回転の抑制はできているか？
- □沈下の抑制はできているか？
- □浮上の抑制はできているか？

- □遠心移動の抑制はできているか？
- □破損・変形への対応はできているか？
- □う蝕・歯周疾患への対応はできているか？
- □感覚・自然感への配慮はできているか？
- □サベイング
- □着脱方向の決定
- □前処置部位の確認

⑤前処置
(→ P45)

- □ガイドプレーン
- □レスト
- □グルーブ(エンブレージャー形成)
- □頬舌的サベイラインの修正

⑥印象の確認
(→ P84)

- □歯頚部の気泡
- □歯間乳頭部の気泡
- □レストの気泡

⑦作業模型製作・設計
(→ P85)

- □サベイング
- □設計線記入
- □技工指示書

⑧技工物
(→ P146)

- □適合(良・不良)
- □着脱(きつい・ふつう・ゆるい)

⑨装着
(→ P148)

- □適合(良・不良)
- □着脱(きつい・ふつう・ゆるい)
- □維持力(良・不良)
- □咬合(中心咬合位・側方接触)
- □審美性(良・不良)
- □違和感(あり・なし)

⑩メインテナンス
(→ P154)

- □適合(良・不良)
- □維持力(良・不良)
- □デンチャープラーク(−, ＋, ＋＋)
- □支台歯の動揺(−, ＋, ＋＋)
- □カリエス(あり・なし)
- □咬合(良・不良)
- □劣化( )
- □破折( )

INDEX

英数字

4 -META /MMA-TBB　17
abutment tooth　vi
bracing arm　vi
direct retainer　vi
guiding plane　vi
indirect retainer　vi
minor connector　vi
PEEK　30
PMMA レジン　16
proximal plate　vi
retention arm　vi
tripping action　50

あ

アイヒナー分類　98
アクリル系　12
アニーリング　13
アンダーカット　53
維持　37
維持歯　vi
維持腕　vi
インフラバルジクラスプ　42, 149
遠心移動　34
延長腕鉤　46

か

外側性把持　36
回転装着義歯　54, 106, 111
ガイドプレーン　vi
化学的清掃　66, 151
ガラス転移点　16, 154, 159
緩圧　34
間接維持装置　vi

間接支台装置　vi, 168
機械的清掃　66, 151
義歯洗浄剤　151
拮抗腕　vi
基底結節レスト　48
矯正用ワイヤー　57
頬舌回転　34
金属アレルギー　30, 139
クロスアーチ　37
ケネディー分類　98
鉤歯　vi
高膨張石膏　13, 14, 85

さ

作業模型　83
サベイライン　53
サベイング　55
暫間義歯　29
歯冠形態修正　5
死腔　61
歯頚ライン　75, 82
支持　37
歯槽隆起　27, 150
支台歯　vi
射出成形　13, 14
シャルピー衝撃強さ　69
常温重合レジン　17
小連結子　vi, 38
食片圧入　61
シランカップリング剤　156
シリカコーティング　17
シリコーン適合試験材　146
ジルコニア　30
シルバーストリーク　71, 146

垂直性遠心回転　34
水平性遠心回転　34
スペア義歯　31
スペースリテーナー　23, 102
すれ違い咬合　24
接着プライマー　17, 164, 167
ソルベントクラック　18

た

耐火模型　83, 86, 92
大連結子　38
多官能性メタクリレート　15, 157
弾性限界　13
着脱方向　54
中間欠損　47
直接維持装置　vi
直接支台装置　vi, 36, 168
杖つき効果　50
適合試験材　148
デンチャープラーク　63
取り込み印象　165, 176

な

内側性把持　36
ナイロンデンチャー　2
ニアゾーン　36
熱可塑性樹脂　12
熱収縮　13
熱溶着　164
ノンクラスプデンチャー　2, 11
ノンメタルクラスプデンチャー　3, 11

INDEX

は

把持　**36**

把持腕　**vi**, **74**

パラタルストラップ　**125**, **131**

パラタルバー　**38**

被圧変位　**8**

非緩圧　**34**

ファーゾーン　**36**

複印象　**85**

付着歯肉　**27**

ブレーシングアーム　**vi**, **74**

フレキシブルデンチャー　**2**, **28**

プロキシマルプレート　**vi**

ブロックアウト　**64**, **83**

母模型　**83**

ポリアミド系　**12**

ポリエステル系　**12**

ポリオレフィン系　**12**

ポリカーボネート系　**12**

ま

マイナーコネクタ　**vi**

マスター模型　**83**

宮地の咬合三角　**98**

や

誘導面　**vi**

遊離端義歯　**47**

遊離端欠損側　**46**

予防歯学的配慮　**38**, **60**, **127**

ら

リカントゥアリング　**5**, **58**, **108**

リテンションアーム　**vi**

リライン　**15**

リリーフ　**83**

リンガルバー　**38**

リンガルプレート　**123**

隣接面板　**vi**

レジンアーム　**3**

レジンクラスプ　**3**

レジン表面滑沢硬化剤　**158**

レスト　**37**

連結強度　**48**

わ

ワイヤーループ　**106**, **107**

割り出し　**83**

著者略歴

谷田部 優
（やたべ まさる）

1958年	千葉県佐倉市生まれ
1983年	東京医科歯科大学歯学部卒業
1985年	東京医科歯科大学歯学部　文部教官助手（〜2002年）
1991年	東京医科歯科大学　歯学博士
1994年	オランダ国立 ACTA　客員研究員（顎運動）（〜1995年）
2000年	東京医科歯科大学歯学部附属歯科技工士学校　非常勤講師併任（〜2002年）
2002年	千駄木あおば歯科　院長（現職）
2003年	東京医科歯科大学歯学部　非常勤講師
2009年	東京医科歯科大学大学院医歯学総合研究科　臨床教授（現職）
2022年	東京医科歯科大学歯科同窓会　常務理事（現職）
2024年	東京都文京区歯科医師会　会長（現職）

所属学会
日本補綴歯科学会（専門医・指導医・代議員・東京支部監事）
日本老年歯科医学会，日本歯科医学会，日本歯科理工学会，日本磁気歯科学会，日本歯科審美学会，口腔病学会，義歯ケア学会

主な著書
1. 中村公雄，佐々木猛，西川徹，谷田部優，中村順三．印象採得・精密印象を知る　適合のよい補綴物製作のために．東京：クインテッセンス出版，2005．
2. 五十嵐順正，岡崎定司，馬場一美，谷田部優（編著）．患者に喜ばれるパーシャルデンチャー．東京：デンタルダイヤモンド社，2012．
3. 安田登，遠藤泰生，金田冽，小笠原浩一，谷田部優，木下亨，秀島雅之．迷わない，悩まないパーシャルデンチャーのつくり方．東京：クインテッセンス出版，2014．
4. 谷田部優．1歯欠損から1歯残存までを補綴する Best Denture Design．東京：デンタルダイヤモンド社，2015．
5. 谷田部優．ノンメタルクラスプデンチャー．東京：クインテッセンス出版，2015．
6. 山下秀一郎，佐々木啓一，鱒見進一，谷田部優，馬場一美，服部佳功（編著）．パーシャルデンチャー治療　失敗回避のためのポイント47．東京：クインテッセンス出版，2017．

主な論文（ノンメタルクラスプデンチャー関連）
1. 谷田部優．ノンメタルクラスプデンチャーの現状　部分床義歯の選択肢として考慮すべきこと．日補綴会誌．2019；11(1)：32-37．
2. 谷田部優．ノンメタルクラスプデンチャーの現状と課題．日本歯科医師会雑誌．2019；71(7)：48-53．
3. 谷田部優．今知りたいノンメタルクラスプデンチャーQ&A．the Quintessence. 2022；41(9)：56-75．
4. 谷田部優．ノンメタルクラスプデンチャーを有効活用するために．日本歯科評論．2022；82(12)：81-90．

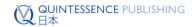

ノンメタルクラスプデンチャー 増補新版
長く使える設計の原則からメインテナンスまで

2015年 5 月10日　第 1 版第 1 刷発行
2018年 1 月10日　第 1 版第 5 刷発行
2024年11月10日　第 2 版第 1 刷発行

著　　者　谷田部　優
　　　　　　やたべ　まさる

発 行 人　北峯康充

発 行 所　クインテッセンス出版株式会社
　　　　　東京都文京区本郷 3 丁目 2 番 6 号　〒113-0033
　　　　　クイントハウスビル　電話(03)5842-2270(代表)
　　　　　　　　　　　　　　　(03)5842-2272(営業部)
　　　　　　　　　　　　　　　(03)5842-2279(編集部)
　　　　　web page address　https://www.quint-j.co.jp

印刷・製本　サン美術印刷株式会社

Printed in Japan　　　　　　　　　　　　　禁無断転載・複写
ISBN978-4-7812-1039-1　C3047　　　落丁本・乱丁本はお取り替えします
　　　　　　　　　　　　　　　　　　定価はカバーに表示してあります